U0076588

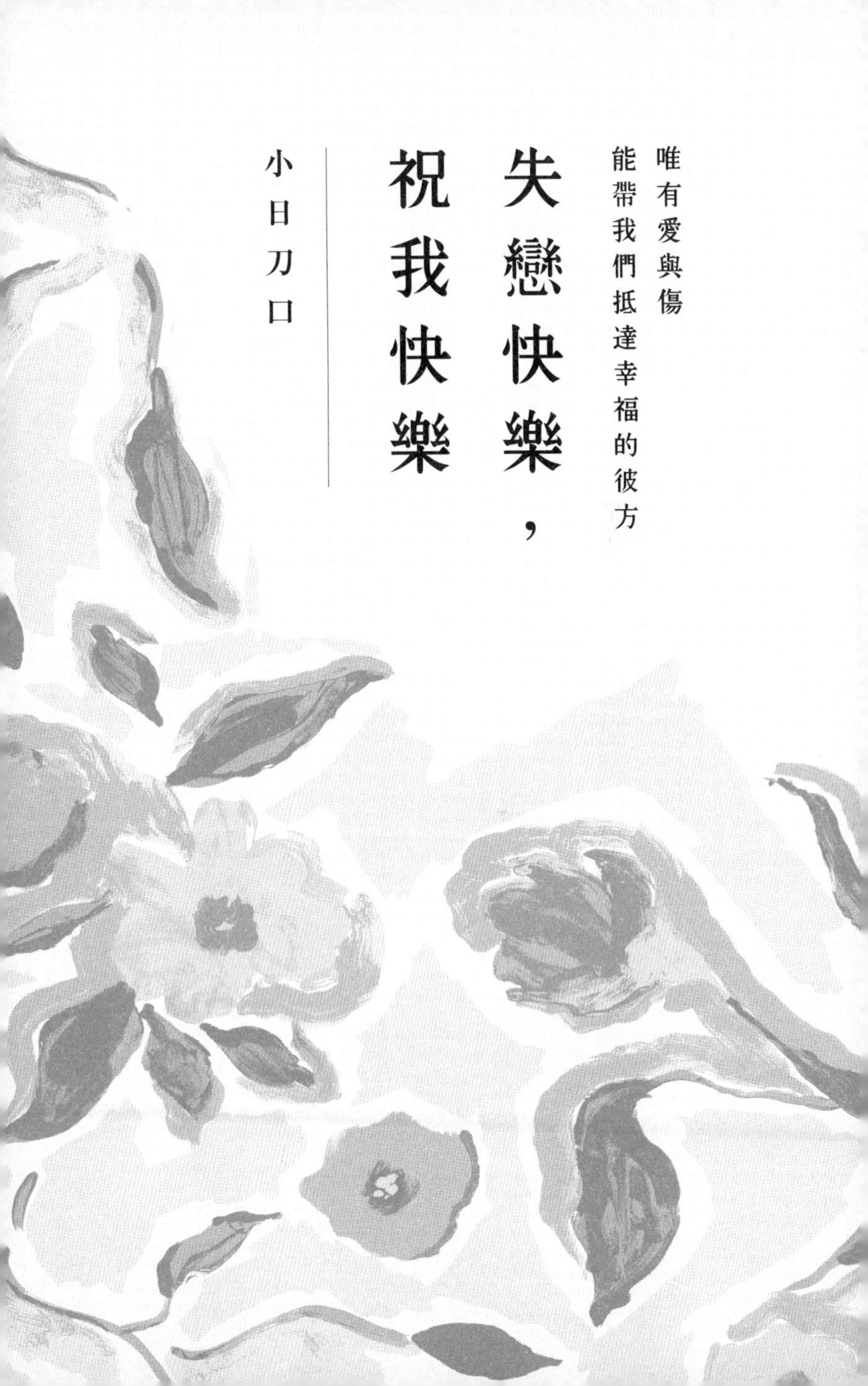

唯有愛與傷
能帶我們抵達幸福的彼方

失戀快樂，祝我快樂

小日刀口

目錄

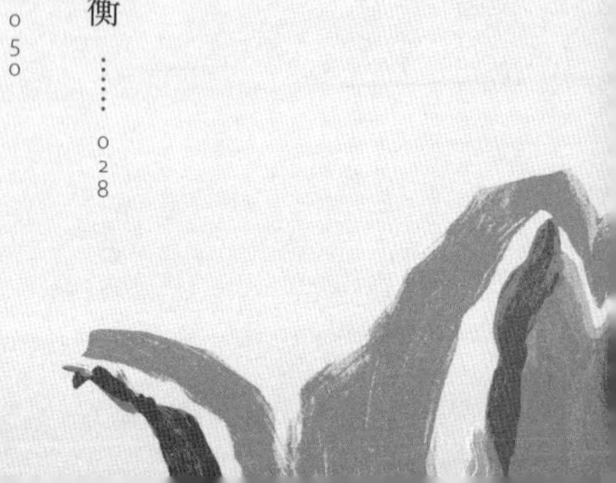

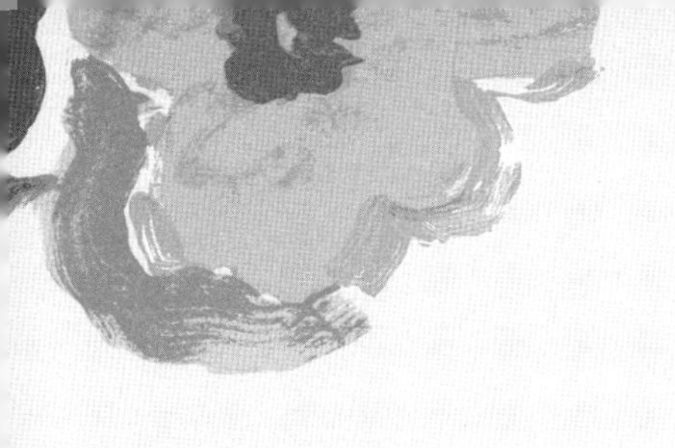

輯三

探索：世界，會給你所需要的一切

輯四 領悟：失去後的旅途，也可以風光明媚

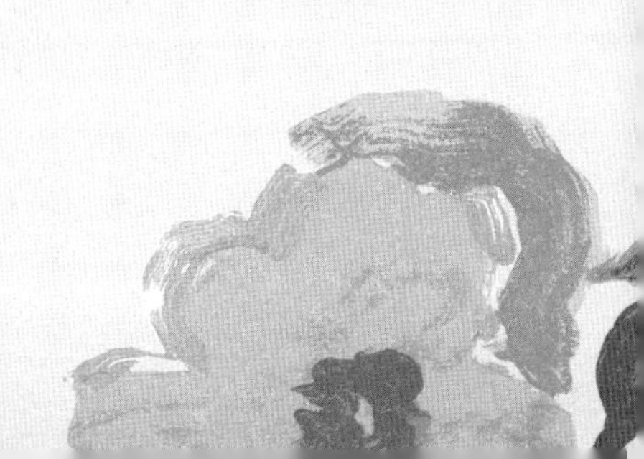

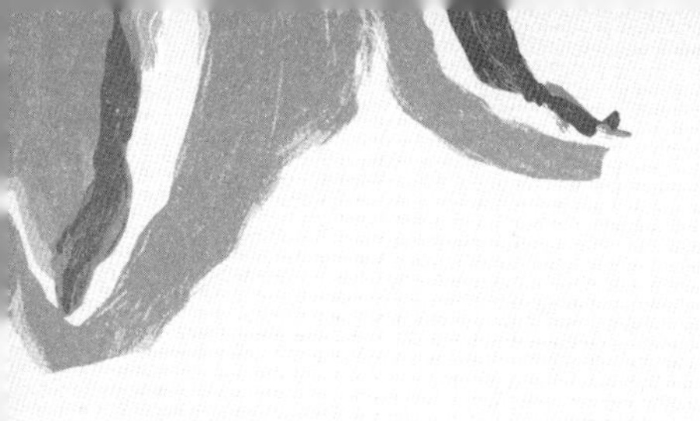

輯　一

失戀

那些日子，誰都辜負誰

Day 01

失戀，是一趟重拾自己的旅程

總有一天，
你能雲淡風輕地揮別那些逝去的種種，
專注地活在當下。

天氣微寒的時候，人們總說容易發愁，不免浮現一些感傷的情緒。但我總是沒什麼特別的感覺，因為我原本就一天到晚沉浸在愁緒中。

知道十六型人格測試嗎？那是一個能測出你內心真實性格的測驗。我是其中的ＩＮＦＰ（調停者），很著重感情，但又不會隨便表露出來，也容易多愁善感。而且直覺極強，對身邊的人和事物特別敏感，經常沉溺於幻想和思考中。

簡單來說，就是一位敏感又浪漫的「詩人」。

從以前開始，我就是個很愛幻想的人，路上看見一朵花或是一朵雲飄過，都能有感而發，腦袋裡會情不自禁地浮現種種想法。我更時常幻想，恨不得自己有臺時光機，能夠回到過去改變決定，又或是飛到未來親眼目睹才能安心。

對於「過去」，我是喜歡回味的。

或許像是藝術家雷諾瓦所說的：「痛苦會過去，美會留下。」（The pain passes, but the beauty remains.）也像是喜劇大師卓別林的智慧名言：「人生近看是悲劇，遠看是喜劇。」（Life is a tragedy when seen in close-up, but a comedy in long-shot.）

無論痛苦發生的當時有多麼煎熬，當時光流逝，某一天你再回首時，腦海中浮現的，都是曾經的甜蜜與收穫。而正是那份對美好回憶的懷念，造就了我們希望回到過去的心願。

回到那個暑假，一起騎腳踏車、揪團玩《跑跑卡丁車》。回到那間教室，上數學課時掩護彼此打瞌睡，還比賽看哪個動作比較不會被發現。回到那堂體育課，做完體操就和知心朋友一同躺在草地上看雲，一邊聊最私密的感情心事。回到那個最後還是離開你的人身邊，哪怕他愛過你的時光只有一會兒。

確實，有許多美好的生命片段、幸福的小時光，都太值得我們懷念了。

但，無人能抵時間的洪流。

我們長大了，再也無法回去了。那些消逝的事物，只能永遠留在過去。

唯一能夠把握的，只有眼前的當下。做好每一個抉擇，好讓未來的自己有足夠美麗的回憶可以細細品味。

而今天早上，我夢到了某段過去。那是一段特別難熬、也特別灰暗的旅程。

那段旅程，名為「失戀」。

走在其中，我體驗了足以毀滅我、令我粉身碎骨的痛苦；卻也使我在地獄重生，進而遇見了更好的自己。

更好的自己？嗯，這可能不好說。那麼，應該是，更喜歡的自己。

人生總有心碎時刻，也有太多被傷害的機會。但我們不一定只能捧著傷口踉蹌前行，而是可以優雅地放下，選擇和解。但如果你總是放不下，或許是因為，**我們內心深處最不能與之和解的人，往往就是自己**。

也許你抽絲剝繭，想找出戀情屢戰屢敗的原因。當你經過重重探索、歷經各種困難，才終於打開高塔的牢籠，最後卻發現，被關在裡面的人，是自己。

。。。

或許科技還不能讓我們的肉體回到過去，但透過影像、音樂這些時光機，總能瞬間帶我們穿越時空的限制。

有時候，你聽到某一首曲子，想起了某個人。或許是因為旋律，也或許是因為音符所編織的情境。又或許，那是你們過去約會時偶然聽到的歌曲。

於是，你想起了當時的自己，也想起了彼時的那個伴侶，以及已經逝去的所有美好。

距離某次失戀很久以後的某一天，我打開電腦螢幕中的某個影片，那是失戀當天我拍下的自己。我一邊哭著，一邊對未來的自己說：

「妳放心，我一定會把他追回來，我會開始努力的。」

我看著那個自己，既熟悉又陌生。因為那個我，已經離現在好遠好遠了。當時的我，一心只想挽回他的愛，**卻忽視自己在這段感情中所受的傷。既沒有好好照顧自己的情緒，也沒有仔細釐清關係走向結束的前因後果。**

現在的我，已經放下復合的執念，因為我知道彼此個性終究不合適。也已經能夠原諒，對方與自己曾射出的那些傷人話語、任性的不成熟，以及最後沒能圓滿的愛情。

失戀旅程的盡頭，我想就是**打從心底知曉自己是誰、真正想要的是什麼**。即使最後沒有走到一起，也能真心感謝對方曾住進彼此的青春裡。在愛與傷裡你學會了好多，珍貴無比又無可取代的事物。儘管曾經怨恨，但你知道，這段感情，是你成長的滋糧。

。。。

別擔心，失戀這趟旅程，我們最終都會好起來的。也許你現在無法放下，夜晚仍會一邊聽著他最愛的音樂，一邊流淚。來到曾一起造訪的那家餐廳時，過去美好的回憶瞬間湧上心頭，此刻形單影隻的自己，更顯得落寞無比。

從兩個人到一個人，從今天起學著寂寞。

失戀，是一趟「找自己」的旅程，只有痛過的人，才能和自己更加貼近。

終有一天，你能不帶任何苦澀去品嘗過去的美好回憶；總有一天，你能雲淡風輕地揮別那些逝去的種種，專注地活在當下。

這二十一天的失戀旅程，我會陪你一起走過。

失戀這趟旅程，
我們最終都會好起來的。

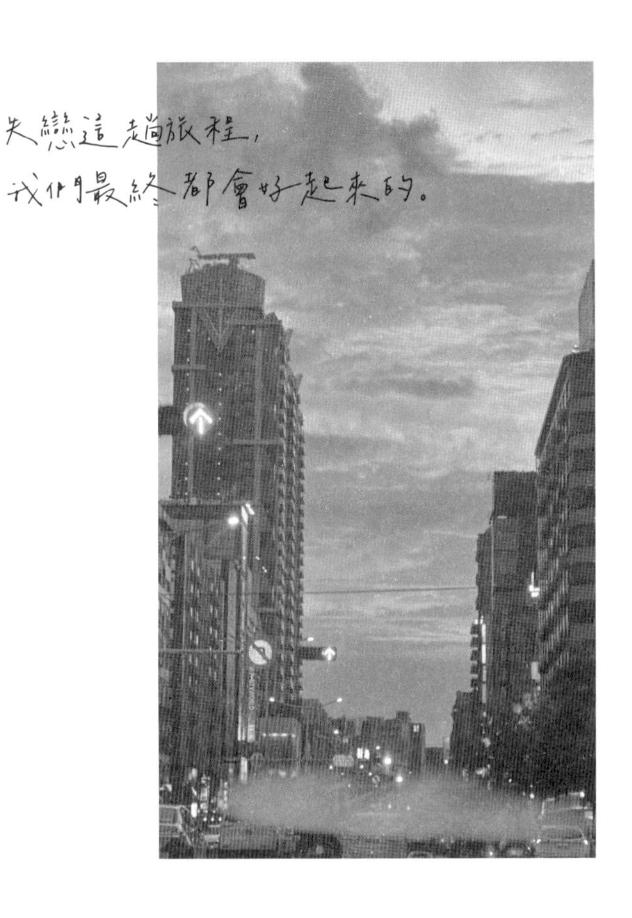

心情歌單
給我一個理由忘記／A-Lin

Day 02

愛情最珍貴的，不是完美結局

愛過的那些感受，
將常駐你心裡，
陪你走過人生的各種明媚與風雨。

如果不是因為那通電話，我還真不知道，原來心碎是有聲音的。
那聲音震耳欲聾，響得我撕心裂肺。我從來不知道原來自己脆弱
得像一面玻璃，需要被小心捧著，深怕一不小心，就碎了一地。

「我們分手吧。」他平淡地說著，彷彿只是在討論明天的早餐。

「怎麼了？怎麼突然說這個……？」我心想，是不是我裝傻就可以帶過？

「我只是不想再假裝了，我真的不愛妳了。」電話那頭的他，冷靜的聲音中有一絲疲憊。

我想，或許他說出口，也很不容易吧。

「我只是希望我們能成為彼此的日常。」我試著為自己說點什麼，即使那根本不會改變任何事。

「不了，我們就到這裡吧。」他說完這句話，就掛上了電話。

他真的離開了，而我一個人站在街頭，紅綠燈剛轉綠，我慢速走過。我永遠記得那天的天氣，是個剛熬過耐人夏天，下著微雨，開始轉涼的初秋。

我真的不明白，為什麼我們就這樣分手了呢？難道過去的那些甜蜜小暱稱、開心的合照都是假的嗎？怎麼能說不愛，就不愛了？

也許讀著這本書的你，也正在經歷這些難堪的情節及感受。我想告訴你，即使現在彷彿世界末日般令人驚慌失措、孤立無援，但你永遠不是一個人。這世界上，依然有人能夠明白你的感受，就像經歷過無數次熱戀、失戀的我。

然而，**有時候失戀不只是痛苦，它也可以是一份禮物。**接下來，我將繼續分享自己的故事給你們聽。

。。。

回家後我沒有哭，表情麻木。我想我只是傻住了，就像車禍的當下感覺不到哪裡痛、卻被醫生宣布自己得了絕症一樣，我愣得說不出話來。

就算我也有發現彼此不適合，但也不至於就這樣分手吧？我真的不想分開啊！告訴我哪裡做得不好吧？我可以改啊！你可不可以再愛我一次？

儘管全身從腳底麻到頭皮，但各種情緒在我心中如煙火般炸開，驚慌失措、手足無措的無力感，在我心中逐漸蔓延。我無聲地叫喊：怎麼辦怎麼辦？我到底該怎麼辦？我要怎麼做，才可以讓這一切恢復原狀？

我不想失去你，我不想要一個你缺席的未來！

這一刻，我的腦袋接二連三地浮現許多感受，我漸漸無法以理智抓住它們：緊張、焦慮、不安、憤怒、傷心、絕望、無力、無助、敏感……所有能想到跟沒有想到的，都在我心裡亂竄了。驚慌的我，不知道現在要先感受哪一個？

我焦慮不安，你要離開我了。

我憤怒敏感，你憑什麼說不愛就不愛？

我傷心絕望，你說你對我沒有愛了。

我無力無助，你要怎樣才能繼續愛我？

這些難題，比考大學還難，我真的解不了。有沒有標準答案？如果有，拜託請告訴我，我什麼都願意做。

曾經建立起穩定感情的兩個人，就像是兩塊揉在一起的黏土。久了，彼此的想法、感受，也有某些部分融合了，於是你漸漸在其中丟失自我。有時為了配合對方，或許你也習慣壓抑自己的情緒，忽視那些不太舒服的感受，努力相信著，他的快樂就是你的快樂。

長期相處這麼緊密的人，有天突然要離開了，就像把一塊黏土硬生生拔掉一半，你的心不再完整。除了可怕的空虛，先前那些被忽略、壓抑的情緒，瞬間充斥著空下來的另一半。**沒有了愛情的嗎啡掩護，你無法再自欺欺人，只好被迫誠實面對自己的感受。**

。
。
。

於是，你開始回想，跟對方在一起時，好像不知不覺中，你活成了他的樣子。

原本愛喝飲料的你，開始跟他一樣注重養生喝溫開水。開始愛上紀錄片影集、喜歡玩射擊線上遊戲、愛上海底世界。你覺得，跟他在一起之後成就了新的自己，而你很喜歡那樣的自己。他離開後，你如大夢初醒，認真思考，那是最真實的自己嗎？過那樣的日子，自己真的快樂嗎？

很多人都誤以為，愛情最珍貴的，是兩個人有相同的興趣、相似的生活方式，以及心電感應一般，隨時能夠同理對方的感受。的確，這樣的相處方式，能讓人得到被理解的喜悅，以及一心同體的安全感。

但，也特別容易讓人丟失自我。為了「我們」，不惜犧牲「我」。

而我認為，**愛裡最美好的，是用心去「感受」兩個不同的人，創造出的每個獨一無二的當下。**

感受那第一次約會看電影時，在寒冷又昏暗的電影院裡，曖昧的氣息環繞著，你們完全不在乎電影演了什麼，一心只注意兩人那想牽又不敢牽的手。即使一點都不記得電影情節，回憶起來總有一股甜甜的滋味。

感受第一次爭吵，他氣得走掉之後，你哭著打電話對他說抱歉時的懊惱，而他聽聞也馬上回來，表現出對你的不捨與眷戀。

感受第一次穿著他送你的情侶鞋，無論去哪裡，只要穿著這雙鞋都開心無比。

感受在經過無數的爭吵以及和好之後，一方終於投降喊停那敗興的失落。

。。。

再美的花仍會凋謝，再親密的人，也許總有一天會離你而去。**人會來去，但愛過的那些感受，無論是好的壞的，都將常駐你心裡，陪你走過人生的各種明媚與風雨，在艱難時刻成為你的力量。**

總有一天你會懂得，愛情最珍貴的不是完美結局，而是曾經愛過的收穫與痕跡。

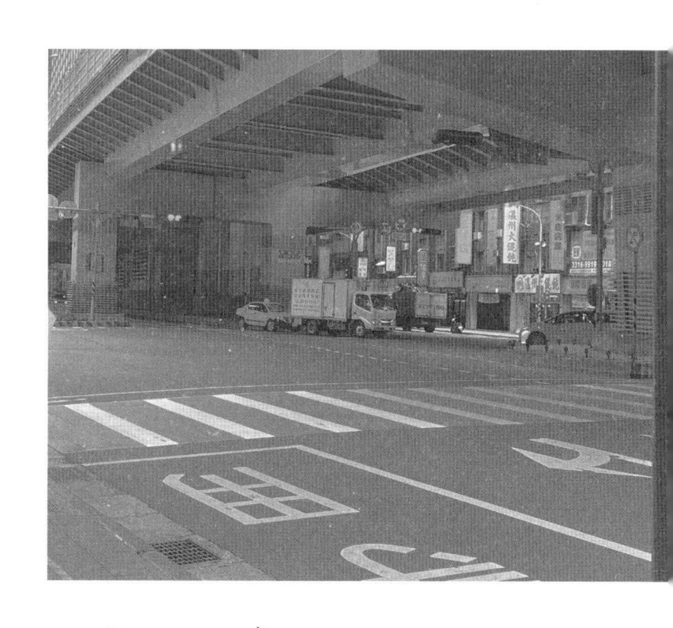

心情歌單

分開不是誰不好／郭靜

失戀不只是痛苦，
它也可以是一份禮物。

Day 03

沒能走到最後的我們，或許早已開始失衡

若一段感情只是逃避面對溝通，
維持著表面的和平，
那麼，注定會曲終人散。

這已經不是他第一次想要分開了。上一次我們分手，是半年前的
那天。

「為什麼你都不跟我溝通？」我們時常爭吵，而且好像永遠都在繞圈，同樣的問題一再發生。我找不到原因，但希望能夠一起討論出方向。

「有什麼好溝通的？根本什麼事情都沒有，要溝通什麼？」

他認為沒有任何問題要解決，是我太過敏感、完美主義，才會什麼事情都在意。小事被放大，大事無法化小，他已沒有餘力與我相處。經過一夜的思考後，他傳了封分手的訊息過來。

經過這些時間的相處，我想我還是必須坦承，我覺得我們不適合。

我們分手吧，真的很謝謝妳這段時間的照顧……

後面還有一段，但看到這裡，眼淚已在我的眼眶打轉。

為什麼我愛得這麼用力，最後卻搞得一塌糊塗？愛一個人，不就應該讓對方看見自己的全部嗎？無論好的壞的都要，那才是坦承不是嗎？

難道我愛錯方式了嗎？

我腦海裡閃過一句他曾經說過的話：**「決定對一個人發脾氣，就要有失去他的勇氣。」**

他認為我不懂得消化自己的情緒，讓他快要承受不住，所以提出分手了。

這次分手後，我過得很不好，吃不下飯也笑不出來。我甚至買了那時很火紅的《解答之書》，希望能幫我解開這無解之題。書中每一頁都有一句簡單的話，使用時，要誠心地把書放在胸前的桌上，在心中默念三次自己的問題，然後隨意翻頁，翻到那頁的文字，就會給你答案。

閉上眼後，我深呼一口氣，誠心地將這句話問了三遍：「我會跟他復合嗎？」又深吸一口氣後隨手一翻，接著緊張地睜開眼，謹慎地看著答案。

上面寫著：重要、轉移注意力、改變。

我的理解是，我知道這個問題在妳心中很重要，但妳現在需要的是轉移注意力，並且改變自己。

當下，我興高采烈地跟朋友分享這個我認為很「準確」的結果，還跟朋友說自己這陣子為了愛情過得太沒勁了，接下來應該規畫做點不同的事業。

朋友鼓勵我：不錯呀，這也是一種轉移的方式，相信妳想相信的，有想法就去做吧。

我接著問了一句：我有沒有進步？

朋友爽快地回答：有！恭喜妳。妳的人生本來就應該自己前進，不管最後感情的結果如何，妳都得到了更大的收穫。

老實說，無論當下的我翻到什麼答案，我似乎都只會解讀成自己想聽的，只是我沒意識到罷了。

。。。

於是，接下來我把他說過的每句話都想過好幾遍，同時下定決心會痛改前非，並且草率地決定要把自己一直想做、但沒機會做的事情拿出來實踐。我不斷說服著自己，妳已經在改變了、已經越來越好了。

最後，我熬過了十九天，在共同朋友的幫助之下，才有了復合的機會。

這個朋友，正確一點來說，是他的朋友，是他介紹給我認識的。碰巧我跟這個朋友是同星座，兩個人一拍即合，即使身為異性，我們也是各種幹話都來。他不把我當女的，我也沒把他當男的，不小心便成了大家口中的，無性別感的「純友誼」。

他知道我有多傷心，因為這段期間都是他陪我度過的。

原本我們只是那種見面會打鬧的朋友，還不到聊心事的等級。但可能他覺得跟我特別投緣吧，幫我製造了很多機會、說了很多好話。甚至每天會跟我報備今天和前男友的對話進度，就像我的軍師一樣，為我觀察是否有復合的可能。如果他們有見面的話，還會偷偷拍照傳給我（希望前男友不會看到這段）。

如此一來，我彷彿在這次的復合計畫裡開了外掛，經過他的旁敲側擊、裡應外合，再加上前男友還有一絲絲不捨，終於我在過完農曆年後，藉著要跟大家一起放煙火的理由，成功復合了！

但復合後的他，怎麼說，總散發出一種無心感。

就像是恐怖電影裡那種已過世之人復活，回來後卻經常散發出陌生的詭異感，不再是原來的那個人了。

我發現他時時刻刻都透露出一種身不由己、言不由衷的逃避，在我約他做各種情侶間會做的事情時，也都盡可能迴避。

於是復合後勉強過了半年，我再次迎來分手。

。。。

熱戀時，時間都過得好快，任憑時光流逝也無所謂，因為我只想跟你待在一起。

他曾跟我說過，他對我愛的證明，就是陪在我身邊，因為我值得他用掉全部的時間。而現在，即使我們面對面，也常常說不出話來。我不知道該跟他聊什麼，而他，也開始逃避與我相處。

我們的情感狀態開始變得歪斜。

或許是復合後，彼此還沒想好怎麼跟對方一起溝通及經營，和好後過了兩三個月，我們的相處時間越來越少。他開始要求想要自己的空間，常常在爭吵的時候表示覺得我太黏，甚至還會有點鄙夷地告訴我，難道我的世界沒別的事可做了嗎？但他還有很多事想做，請我給他更多的私人時間及空間。

原本他都住在我家，現在也因為他說想要工作空間，而搬回家了。雖然不情願，因為他越是這樣，我就越想要依賴。就算內心很不安，但為了繼續在一起，我也只好同意。

他搬回家後，就是我惡夢的開始了。我們漸漸演變成「預約制」、「會客制」，要見面的話，須先提前兩週確認他下下週的空檔時間，確認完後，我就會特地排開事情等待那天的到來。

好不容易約會的時間到了，可是他也不想陪我，只叫我去客廳做自己的事，他則在房間打電動。或是說他要工作，讓我在隔壁姐姐的空房裡等待。

說真的，當下的我並沒有發覺這樣的相處很奇妙，反而心裡銘記著他一直以來諄諄教誨我的話，例如「要有自己的重心」、「要有事業心」、「要有上進心」等等。然後抱著這些像是面試主管才會開出的要求，在隔壁房間默默地看著書、做著我覺得任何有上進心表現的行為，讓他安心。

我一邊在房間裡做著這些事，也一邊期待他會不會在半夜休息的時候，約我一起吃宵夜？

基本上見面之後，我們大部分的時間，都不會有交集的機會。但只要他在忙碌的空檔，有過來和我說上一兩句關心的話，雖然聽起來很荒謬，對當時的我來說，就是很幸福的回饋。我便覺得那天值得了。

我甚至還說服自己，如果兩個人要一直在一起，本來就要有自己的空間與重心。所以我來他家找他，我們各做各的是很正常的！

如果以後結婚，也會是這樣的生活不是嗎？本來就不該天天黏在一起的呀！

「拜託！你們又不是住在一起，妳是去他家找他耶！還要妳去隔壁房間等他是什麼意思？那妳幹嘛不回家躺？還比較舒服！」身邊的閨蜜好友聽到我們這樣的相處模式，皆用不可置信的表情，憤怒地開砲。

其實，我感覺得到他的不對勁，但我還是不想放棄。

我試著約他到花蓮旅行，想著可以一起去看金針花海，或許出去走走，能夠重燃彼此的熱情。他卻回說：「可以啊，我們當天來回。」稍微有點臺灣地理知識的人都知道，臺北到花蓮，光是來回加起來的車程，就得花上幾乎一天的時間。會這樣回覆的人，要不是無腦就是無心了。

以前我們總是抱著彼此睡覺，現在他則是背對我，不但少了擁抱親吻等親密的舉動，甚至連睡前的晚安也都省略了。

跟我面對面吃飯的時候也總是滑著手機，不願抬頭跟我多聊幾句。我不是那種不准對方約會當低頭族的人，但我特別珍惜能一起吃飯的時間。我喜歡一起品嘗美食的過程，彼此可以討論食物的口感，也可以聊著手機裡不經意滑到的梗圖。隨意的聊天都能讓我們有更多回憶及相互瞭解。比起冷漠地看著各自的螢幕，我更喜歡交流。

他的冷淡，讓我變得越來越沒有安全感，也更加患得患失。即使在他身邊我也很不安，好幾度在半夜都冒出想要偷看他手機的念頭，可是我又怕一旦真的看見了什麼，那是否是現在的我所能承受及收拾的？想到得面對失去他的風險，我伸出的手又縮回了。

由於太過缺乏安全感，以致於那陣子他變成我的全世界，因為見不到面實在太難受，我時時刻刻的關注都在他身上。他在做什麼？他今天有出門嗎？他怎麼沒有回我訊息？

我沒了興趣也沒了想法，除了他，我對什麼都沒有熱情。但他剛好相反，在他的生活中，我似乎是最令他感到無趣的存在。

「你覺得他愛我嗎？」這是我最常問朋友的問題。

「跟他交往的是妳不是我，妳都感覺不出來了，我會有答案嗎？」朋友這樣說。

而這時，我卻連親口問他「你愛我嗎？」的勇氣都沒有。因為我真的很怕這麼一問，他會順著我的問題，說出那句最令我恐懼的答案。

其實他把答案表現得非常明顯，是我還不想面對。我企圖在生活中找出任何一點點他愛我的證明，於是我當起了愛情裡的福爾摩斯，觀察入微兼抽絲剝繭。

鹹酥雞他點了我愛的糯米腸，那他應該愛我吧？
剛剛過馬路時他讓我走裡面，這樣應該也是愛吧？
他昨天睡前有打給我，跟我說寶貝晚安，這樣一定有愛吧？

我不斷說服朋友也說服自己，哪怕只有1%的可能，我也會說服自己他的愛是100%。要不是這天他又提出了分手，或許我就會一直這麼躲下去。

。。。

那天晚上，原本是我們要一起約會的日子。我先出門工作，下班後滿心歡喜地等著他來。

原訂好要見面的時間，他遲到了一些些，但也沒關係，反正我就去附近晃晃也不錯。

看到他的車來了，我開心地坐上車。晚餐要去吃的那家熱門餐廳，我已經期待許久，還特地提前預訂，今天終於能夠如願以償了。

想不到上車後，我打開手機正打算思考要點哪個主餐時，他在旁只淺淺說了句：「我們分手吧。」

我愣住了，怎麼這麼突然？我們沒有吵架呀，為什麼又突然說要分手呢？

有別於上次的逃避不溝通，這次他說了很多很多話。他告訴我他不愛我，每次見到我他都很難受，因為他知道自己已經沒有心了。但看到我這樣，他覺得這段愛情彷彿只剩我在演獨角戲，一點意義都沒有。

他說出了很多我們不適合的地方，我只是默默地聽著，一句話也沒說。

他送我到家附近的路口，最後問我有沒有什麼話要說。我心裡百感交集，但我知道千言萬語都喚不回他的心。

以前我追求的浪漫，是像韓劇一般，轟轟烈烈、愛到深處無怨尤。但對於他，只要能成為他日常中的一部分，我就很滿足了。

可是這個看似簡單的平淡願望，好像才是最難實現的。

濃烈激情的愛，或許就像煙花，雖然璀璨但只有一瞬間。然而日常的愛，就像養在桌上的植栽，能夠帶給平淡的生活一絲溫暖，不需要太過施肥，只需要長久的關注及照護。

愛的定義，有一部分是恆久的。然而世上最難的，莫過於堅持恆久。那須熬過歲月的沖刷，能接受熱情的退去，也能承受平淡無奇。然而，那是關係早已失衡的我們，無法觸碰的境界。

最後我什麼都沒說就下車了，天空這時剛好開始下起微微細雨。

那是個陰天，天氣開始入秋。在這微寒的夜晚，我淋著毛毛細雨，失去了我深愛的人，可是我卻哭不出來。

或許我早已知道有天他會離開，只是沒想到就是今天罷了。

。。。

後來再回想起過去的種種，其實最終分開的結局早有蛛絲馬跡。

每一次的激烈爭吵，彷彿就是為這個注定分離的故事寫序。彼此都不願面對，自己也逃避溝通，就是這故事扎扎實實的內文。而每次爭吵脫口而出的各種傷人話語，則是最精彩的對白。

其實這不是我的獨角戲，而是我們一起演的分離劇。我們完美演繹了一場如何從相知相愛、再到相怨相恨的故事，它不如莎士比亞筆下的羅密歐與茱麗葉那般浪漫，對我來說卻是最刻骨銘心。

若一段感情只是逃避面對溝通，維持著表面的和平，那麼，注定會曲終人散。

也許我們到現在都還搞不清楚，彼此不適合的真正原因是什麼，**因為我們交往時未曾懂得如何互相理解**。我一心只想復合，卻沒有檢討自己總將情緒負擔丟到對方身上；我想要一整天都黏在一起，卻忽略了對方也許是亟需個人空間獨處的人。

我們之間，明明有那麼多問題應該攤開來討論。我自己的諸多毛病，明明應該深刻反省，以免重蹈覆轍。但我們只是逃避溝通，拒絕面對，於是最後的結局，只能是分離。

曾經，我以為溝通就是把自己的感受毫不掩飾地說出口，但這充其量，也只是強迫傾訴罷了。

每個人都不一樣，各有各自的性格及思考模式。**或許真正的溝通，不僅要準備好接納、客觀的心，還有能夠真正傾聽對方想法的意願。**

談戀愛不是一個人的事，進入一段關係後，就從「我」變成了「我們」。若總是習慣以自我中心思考，認為對方就該無限包容自己的脾氣、任性，將生活所有重心都壓在對方身上，那也難怪對方會感到無比窒息、喘不過氣。

分手之際，難免怨恨、責怪對方，但，我有好好反省自己了嗎？

一段感情結束之時，儘管痛苦，卻也是反省的時機。用心去認識自己的各種面向，與內心的魔鬼對峙一番，承認自己有做得不太好的地方。**療傷時也把自己的心做個清掃，告訴自己，即使這次犯了錯，下次一定能更好。**

Day 04

挽回，是否能喚回你對愛的記憶？

還愛的時候，就好好愛；
不愛的時候，不要留戀，
好好道別之後，就轉身離開。

交往半年後，W跟我提了分手。理由是，他開始意識到我們的種種不適合。我們會為彼此口語上的誤解來個辯論大會，加上我秉持著今日事今日畢不然會失眠的執著，偏要有個結論才行。因此，在彼此都不肯認輸的情況之下，吵到半夜三四點是常態。記得有次還吵到清晨五點半，才終於有了結論，因為也和好了，就順便結伴一起去吃早餐。

但吵架是真的會把感情給吵沒的，因為，能經得起消磨的愛沒有多少。

人的記憶是有限的，我們通常只會記得特別不開心的回憶。那些平凡普通的快樂之事，通常只會停留在當天；而大吵特吵的種種細節，你不會只記一天，反而是深深刻在心裡。就算已經和好了，還是不免會拿出來跟朋友抱怨。

就像吃到美味的甜點，當下充滿愉悅，但如果接著吃到一隻蟑螂，你會驚聲尖叫地請服務人員過來，並且發誓再也不來這家餐廳了。最後每次經過時，還會和身邊的朋友複述一次，曾經在這裡吃到蟑螂的恐怖經歷。

由此可見，在人的天性裡，開心總是短暫，而不開心卻會綿延很長。在某些感情中亦是如此，過多的不開心，已經足以蓋過你們感情的深度。

經過吵架的消磨，也許愛的回憶所剩無幾，於是W選擇放棄這段感情。但我不肯罷休，相信我們之間的一絲餘溫，能夠讓漸行漸遠的兩人和好如初。我一邊聽著悲傷情歌，一邊封閉糾結了幾天，最後我鼓起勇氣，決定寫封挽回信給他。

。。。

對於挽回這件事情，你們有過經驗嗎？

挽回的過程是艱苦的、孤單的，而且還要假裝自己已經走遠了。

但事實上，你知道自己其實從沒離開過。

你還在原地等他回來。

對我來說，挽回這個念頭，或許是源自我不願面對分開這個現實，而臨時打造的堡壘，我以為躲在裡面就會安全。

我捨不得離開這段感情，也不願讓想像的美好未來破滅，於是只好把所有希望都寄託在「挽回」這件事上。

或許挽回也能是個重新開始？

我馬上打開手機，在網路上搜尋「挽回」這個關鍵字。這一搜之下才發現，原來世界上想挽回愛情的人無數之多，有這麼多人跟我一樣被失戀困擾著。

我看著那些分享挽回秘技的文章，內心瞬間安定了下來，原本焦躁的情緒也平靜不少。

「別怕！還有我們在，照著這些方式就會成功的，別擔心。」

那瞬間，像是有隊友在我身邊輕聲安慰一般，他們能與我共感，讓我覺得自己被理解了。就算我再孤單害怕，這些文章也能給我好多力量和安全感。

網路上有非常多關於挽回的分享，無論是文章還是影片。還有人自稱挽回大師，出了專業挽回教學ＳＯＰ開堂授課，甚至還有一對一線上指導教學，收費也不算便宜。

有些人可能會嗤之以鼻，覺得這樣很浪費。但我覺得，在失戀的當下，任何事物擺在「挽回（自以為的）真愛」面前，或許都顯得微不足道，因為那是茫茫大海中唯一的浮木。若能使對方回心轉意，人們大多會選擇孤注一擲。

而且，我甚至聽到很多朋友瘋狂的獨家偏方。

朋友Ｊ，原本男朋友都已經跟她分手，迅速投入下一段戀情了。但她真的愛到骨子裡，所以跑去月老那邊種了桃花樹；不久後，男友果然回心轉意求復合，這時她又求希望可以生子，而過不久，竟然還真的懷孕了。

朋友A，他被女友分手後念念不忘，食不下嚥。於是上網查到泰國的屍油很有效，只要往對方身上抹，就可以讓她對你死心塌地。A還真的買了一罐，而且價格不斐。但有次他看電視得知，原來泰國的屍油是從意外死亡的懷孕婦女（一定要懷孕而且意外死亡，這樣怨氣才會重，小孩跟媽媽的怨念加在一起最有效）下巴上的脂肪融化製成的。

還有很多其他奇奇怪怪的案例，你覺得很瘋狂嗎？坦白說，當一個人真心想要挽回，沒有什麼事情是做不出來的。哪怕只有億分之一的機會，只要有可能，一定會奮不顧身地嘗試。

。。。

雖然我沒有花錢買課程，也沒有請老師一對一教學，更沒有嘗試朋友們所謂的偏方，但我把網路上所有的挽回影片都看過好幾遍。而文章的部分我也全部新增到手機備忘錄裡。每當我又想起對方、情緒再度掉入泥淖時，我就會打開手機，一遍又一遍地複習。透過文章裡的一字一句安慰著自己，別急別急，總有機會的。

這些文章的開頭就告訴讀者，挽回是一個巨大的坑，如果可以，盡量避免。而且挽回的最大關鍵，就是不要想著挽回。

什麼？那到底是要挽回還是不挽回？

文章繼續寫道，挽回也是有條件的，只有兩種情況適合挽回：第一是長期交往者，第二是和平分手者。

由此可見，分手撕破臉、老死不相往來的，就別奢望挽回了。撇除當事兩人不說，撕破臉的狀況，通常是搞到眾親朋好友都知道，這種就不要想了，因為通常親友都會大力阻止。

雖說愛要勇敢爭取。但是不被祝福的感情，就像久未下雨的麥田，沒有灌溉總會枯竭。

而長期交往者之所以適合挽回，是因為利用穩定交往所帶來的「習性」。畢竟都交往一陣子了，兩個人都習慣身邊有彼此，無論是清醒的早安，還是睡前的晚安，兩人之間有太多儀式感。或許可以藉由這個習性，喚起對方記得的美好過去，畢竟有時新的對象雖能帶來刺激與新鮮，卻不若舊的總是令人熟悉又安心。

但挽回就像是一種投資，需花費大量時間與心力，有可能最後只落得一場空。因此自己要多方評估，確認對方就是此生摯愛，無論如何都不能錯過，才勇敢地跳下這個大坑。

反覆讀了這些傳授「真理」的文章，我覺得自己想清楚了，我決定挽回。而且我相信經過努力，他終究能回心轉意的。

。。。

挽回就像革命一樣，是場長期抗戰。

不論內外，你都要讓自己變得像新的一樣，畢竟曾經交往過了，你有哪個地方他沒看過。或許你一眨眼一舉手，他都知道你在想什麼，然而挽回最重要的，就是要讓對方感到好奇。

身為一個剛被分手的前女友，到底要如何做到有新鮮感？實在是令我苦惱，既然過去已被摸透，於是我努力創造未來與未知。

首要任務，就是把他曾經認為我做不到的事情通通做到：獨處、健身、愛自己。我下定決心，要讓他刮目相看。

於是我試著改掉我的壞脾氣，努力成為一個更好的人。我開始學習健身、練習瑜伽，與自己的身體好好相處。我改掉以前艷麗的妝容，改為簡單但適合我的大地色系淡妝。為了治癒心裡的創傷，也讀了很多相關書籍。

原本是為了挽回，我才開始精進自己。但越是理解自己，就越體認到一個簡單的事實。那就是，**愛不愛、能否與某個人長久地走下去，也許跟你本身好不好無關，僅僅就是「不適合」罷了。**

我跟W的個性本來就沒有那麼契合，在一些重大事情上的看法也多有分歧。回想起來，那就是我們老是吵架的原因。

個性上的不合、習慣上的差異、價值觀的不同，都足以讓愛的火苗迅速燃盡。然而，我們總是逃避、否認那些原因，並說服自己那只是偶然，不是必然。並堅信著，這些都是努力能夠克服的。

倘若因為一時的不捨、衝動而復合了，時間久了，還是會因為同樣的問題而分開，因為核心問題根本沒有解決。**好比你為了穿上不合腳的鞋，一開始還可以硬塞，但時間久了腳會痛、腳跟磨出血來。**

問題不會習慣，如同不合腳的鞋也無法習慣。

我想，如果是因為不適合而分手，那挽回的先決條件，就是要變得適合。但我認為**適合是一種不經意，那不是可以刻意製造的。**

。。。

回到問題：愛情需要挽回嗎？

或許，你一開始會因為耐不住寂寞，而想要挽回對方。但當時間流逝，你漸漸把重點放回自己身上後，你將發現，真正錯的是彼此，而不是只有你；或者，**彼此都沒有錯，只是不適合。**

所謂道不同不相為謀，人們總會欣賞跟自己相似的人，若是你與他差異太多，縱使一開始互相吸引，也未必能維持長久關係。

於是，對於要不要挽回的問題，我的回答是，沒有什麼好與不好。而是，**還愛的時候，就好好愛；不愛的時候，不要留戀，好好道別之後，就轉身離開**。

愛情不能勉強，不愛了就是不愛了，不適合就是不適合。我們都需要學習面對現實的勇氣，離開那雙讓你的腳傷痕累累的鞋。

心情歌單
檸檬草的味道／蔡依林

輯 二

自救

我很不好的時候，
我先擁抱自己

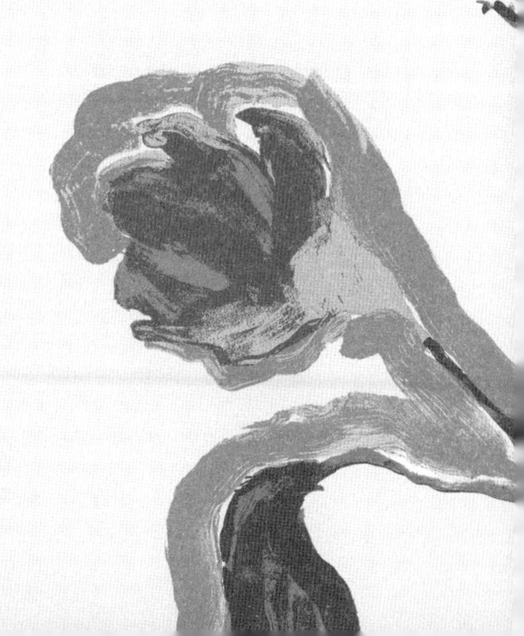

Day 05

半夜四點，媽媽的那碗麵

無論快樂或傷心、成功或失敗、熱戀或失戀，媽媽的愛和祝福永遠都在。

或許是心裡還沒能接受已經分開的事實，也奢望著還有復合的機會，所以隔了好久我都沒讓大家知道我失戀了，只有跟兩三個朋友傾訴。

如果有朋友提到「我男友」，我只會笑笑回應。若是家人問，怎麼那麼久沒看見他，我則是假裝他最近很忙，沒時間現身。

因為我不曉得怎麼面對身邊的人，任何解釋都覺得累，尤其面對家人更難開口，怕他們難過、擔心。於是失戀後我把房門上鎖，選擇先將自己關了起來。

房門外，我一如既往地生活；而房門內，才是我真正的樣子。

這時期的人通常會有兩種狀態，一種是自怨自艾，茶不思飯不想，什麼都無法做，只能沉浸在悲傷裡；而另一種則是填滿自己，透過工作或是任何行程把時間塞滿，讓自己沒空悲傷。

從前，我以為我是後者，在分手後反而會去做很多精彩的事情。

但這次失戀，不僅把我整個擊垮，還壓個粉碎，讓我無法好好生活也無心工作。每天除了哭還是哭，食不下嚥不打緊，幾乎是日日都失眠。

剛分手的那幾個晚上，我都是哭到凌晨才睡著，還在夢裡遇見了他。好多來不及參與的未來，以及令我自責的過去，都如同跑馬燈在我腦中快速奔馳。我在夢中頻頻道歉，並且緊抓著他，告訴他好多心裡的話，希望他能再次接受我。而恍惚醒來之際，我下意識地摸摸右邊，那個原本屬於他的位子，依舊空空如也，偌大的床只剩我自己。突然心裡一陣酸，我又失落地哭了。

維持著這樣的狀態一段時間，某天半夜我渾渾噩噩地醒來，走到客廳打開電視，看著正在放映的美食節目，突然感覺到餓了。

那時是半夜四點，全世界都睡了，我隨口喃喃說了句：「肚子好餓。」這是我在失戀之後第一次感覺到餓。沒想到這時，媽媽瞬間打開房門。我驚訝地看著她，她開口問了一句：「想吃什麼？」彷彿我的這句話，她已經等候多時了。

「都可以。」我怔了一下，媽媽怎麼還沒睡？

「那吃麵吧！」她一邊說著這句話，一邊走向廚房，熟練地拿出廚具及食材動作著。

。。。

我跟媽媽作為家中唯二的女性，一直以來我們感情都很要好。

生活上遇到的大大小小事情，媽媽都會跟我分享，我就像她最好的朋友。但反過來，我對於能夠透露給媽媽的心事，通常都是報喜不報憂。任何開心的消息，我都是大方放送，而那些會引起她擔憂的事情，我則獨自吸收。

也許是因為從小看著媽媽辛苦工作的背影長大，我在成長過程中總不斷告訴自己：要當一個可靠的女兒，成為媽媽的依靠。我要完成她所有的夢想，我要照顧她，不讓她受到委屈，也不讓她被欺負。我希望她能跟我一起開心過日子，至於那些難過、悲傷的事，由我來承擔就好。

因為對媽媽有著亟欲想要保護的心態，從小我就對自己耳提面命，要堅強、要振作，不能像媽媽一樣逆來順受，否則很容易受到欺凌。於是我變得越來越有主見，同時也越發強勢。

我相信，只要我態度硬起來，就能避免不幸的命運，也能把媽媽的幸福一肩擔起。

而現在的我，像是一堆破碎的玻璃，完全無法掩飾自己難過的情緒。我暫時沒有力氣在媽媽面前扮演開朗又堅強的女兒，於是只能躲在房間，假裝自己沒事。沒想到，這一點偽裝似乎早被媽媽看穿了。

過了一會兒，媽媽俐落地端來了那碗簡單的麵，少少的肉片搭配一顆蛋，再加上一些青菜，一直以來都是我最喜歡的宵夜美食。

「趕快趁熱吃吧。」媽媽笑著說。

接過麵的那刻，我眼眶突然一陣熱辣，我趕緊起身假裝要去拿東西，事實上是為了掩飾我忍不住落下的眼淚。

流了這麼多傷心、懊悔的淚水後，這次，是幸福的眼淚。隨著那一口口溫熱的麵條吸入口中，我彷彿獲得了力量，那是一種被愛的安全感。

。。。

或許人生會遇見許多挫折，好比這次失戀深深地打擊了我，帶走了我對於未來的美好想像，也奪走了我所在乎的一切，讓我認為自己不配擁有幸福。

但此刻我突然發現，**原來我身邊還有好多好多愛，只是我太習慣而沒有發覺罷了。**

這次失戀的痛苦實在太令我難受，就像是患上了急性的躁鬱症，時而陷入濃厚的憂鬱情緒而不能自己。悲觀、無力、看不見希望，我甚至還動了輕生的念頭。

那是一個又沒睡好的白天，前一晚好不容易哭到筋疲力竭睡著了，白天又在惡夢中驚醒。分開後的每天我都夢見他，有時候夢見他回來，而今天我夢見的，是再次失去他。

醒來的那刻，我發覺現實就像夢境的延續，他真的離開我了。突然之間，孤單、挫敗、失落、不安、不幸、自責的感受一齊湧上，我腦海裡竟浮現一個想法：如果從窗戶跳下去，是否就一了百了了？反正我的未來已經毀了，他不愛我了。

還好因為太過疲憊，我又迷迷糊糊地睡著了，這想法才沒有繼續占據我的腦袋。

而現在吃到這碗麵，為我補充了許多溫暖的力量，讓我深切地感受到，世界上還是有人愛著我的。如果我就這樣走了，眼前年邁的媽媽該怎麼辦？我怎麼能辜負她的心意，讓她天天以淚洗面？

想到失去我之後，她一定會比我現在還痛不欲生，我就深深體認到，**雖然看似是不同個體，但家人之間，心與心其實都是相連著的**。

從小，我就常聽爸媽在我耳邊念著，身體髮膚受之父母，妳如果受傷我們也會痛。我不過談個一兩年的感情，失戀時都這麼痛了，當了二十幾年的父母，失去子女難道還不哭到肝腸寸斷？

我想到前幾年堂哥過世的時候，叔叔嬸嬸傷心不已的樣子。那一瞬間老了十歲的模樣，實在令我感到不捨。我又怎麼忍心，讓這樣的事情發生在自己的父母身上？

想到這裡，我發覺自己好自私。我沉浸在自己的失戀當中，卻忘記了我同時也是女兒、朋友，而且我的工作也有著一些影響力，我必須要為自己的行為負責，因為我並不知道自己會影響多少人。

天啊，我怎麼可以這麼不負責任？

在心裡把自己罵完之後，麵也吃完了。媽媽一邊微笑看著我吃麵，一邊說著如果還餓，媽媽可以幫妳再煮一碗。那表情看得出來，她似乎放下心中的大石頭，安心了一些。

我真笨，一起住的家人怎麼可能沒發現我的異狀？尤其是從小跟自己感情這麼緊密的媽媽，我能瞞得了嗎？她只是給了我空間，沒有問而已。我知道，她正在等我自己願意開口。

「媽，我分手了。」這刻，我終於誠實面對媽媽，也誠實面對自己。將這句話說出口的瞬間，我知道我必須、也應該要接受感情已經告終的事實了。

「可是我還是很喜歡他，所以我很難過。」雖然這不是我第一次談戀愛了，但卻是我第一次跟媽媽聊我的感情心事。在此之前，我從來不曾主動分享。

因為爸媽年紀都與我相差太多，我認定他們會有古板又傳統的想法。我擔心有代溝、會產生衝突，因此從來不讓他們瞭解我。

「沒關係啊，妳就把自己做好，搞不好哪天他看見妳變好，就會回來了呀。」媽媽一邊洗著碗，一邊溫柔地鼓勵我。這也是她自己的人生智慧，就像爸爸離開後，她也並沒有陷入頹廢、自怨自艾，反而更加努力做好母親這個角色。

我突然發現，其實媽媽的想法並不如我想像中的古板。這次的傾訴，讓我跟媽媽的感情似乎昇華到了另一個境界，就像兩個女人在聊著自己的感情觀。我們除了是垂直的母女關係，也是水平的同性關係。

其實我並不孤獨，就像我媽還有我一樣，我也還有她。

我依舊希望自己能當個不令媽媽失望的女兒，但我已經知曉，無論快樂或傷心、成功或失敗、熱戀或失戀，**媽媽的愛和祝福永遠都在。**

因此我決定打開房門，讓她進入我的防空洞，因為我根本不需要所謂的防空洞，**有媽媽在的地方，就是我最安全的所在。**

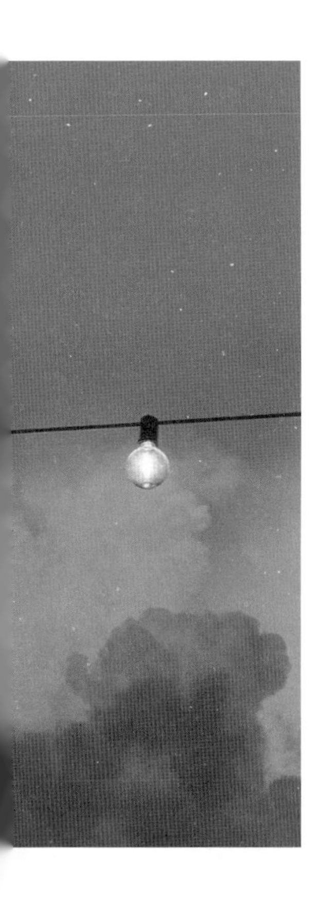

家人之間，心與心其實都是相連著的。

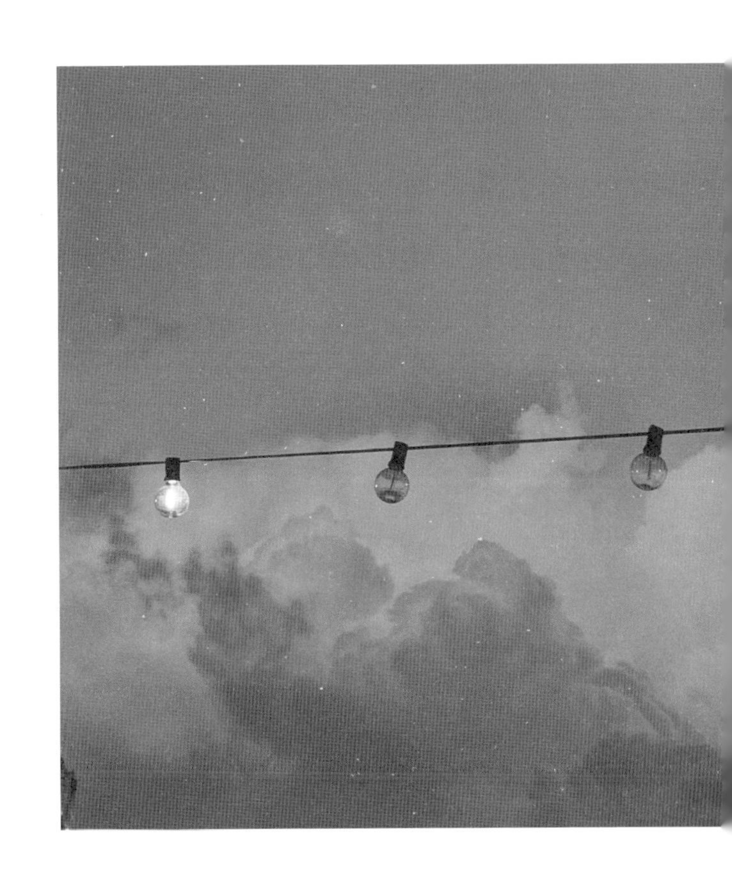

心情歌單
洗衣機／五月天

Day 06

別忘記那些永遠都能撥通的電話號碼

記住你身邊總有能夠依賴的一群人，
陪你歡笑、打鬧，慶祝每個美好時刻，
也承接你的眼淚、悲傷，做你最堅實的浮木。

為了盡快從失戀的頹喪中恢復，我開始尋找各種方法。

剛失戀時，實在很難保持心情平穩，情緒起伏宛如雲霄飛車忽高忽低。就像正中午放在大太陽下的一杯水，什麼都不做的話，杯子裡的水就會漸漸蒸發。當杯子的水完全空了之後，就會陷入悲傷，如果想要獲得平靜，只能不斷地往裡面倒水。

倒水的方法有很多種，像是閱讀感情相關的文章，或是看電影、聽失戀情歌都有效。但還有一個能一次就把水倒滿滿的法寶——朋友。

我為自己準備了一個朋友名單，只要開始陷入焦慮急躁的時候，我就開始找他們幫我「灌溉」。

失戀的時候很容易鬼打牆，一直在同個地方不停糾結，如果都找同一個朋友訴苦的話，該朋友應該會負擔太大，最後會很想揍人，然後老死不相往來。畢竟朋友已經不多，真的不能再隨便失去了，所以我安排了十位「幸運的」朋友輪流打電話，利用這樣輪班制交替聽我傾訴，他們也比較不會厭煩。

每個人身邊都需要幾位重要的知心朋友，心情不好就能找他們聊聊。而失戀時，我覺得有幾種朋友非常重要，那就是：幫罵的朋友、理智的朋友，以及也正在失戀的朋友。

。。。

家桓是我的高中同學，他是一個講話很犀利直接的人，心理建設不強的話，很容易會被他氣到斷交。原本跟他不熟時，還覺得這人怎麼有點討厭。但從高三開始，每次抽座位，他都很巧地抽到我後面，我們就這樣不知不覺地跟對方熟悉起來，也陪彼此度過最難熬也最難忘的高三生活。

一直到現在，我們都還頻繁聯絡。因此從高中開始，我不論是曖昧還是單戀，每段感情他都知之甚詳。

他總是一針見血，不過刀子嘴豆腐心的他，其實內心是個暖男。講話雖然很賤，但卻一語中的、十分中肯；同時也還是會講些人話，彆扭地安慰著你。

平常跟男友吵架，我都會第一時間打給他，但這次不同的是，他也失戀了。

我們就像「自救同盟」，幾乎每天講電話聊天，跟對方分享今天看了哪篇不錯的開導文章。剛失戀時，我們都曾有過挽回的念頭，於是也熱烈討論有哪些方法可以讓我們死心。

有個方式我們一致認為很有效，那是我們在國外的 TED talk 演講上看到的，教失戀眾生如何戒斷一切挽回、復合的念頭。

方法其實很簡單，那就是打開你的手機備忘錄，然後把對方的缺點，無論大大小小，只要你看不順眼的，都一五一十地寫上去。

接著，只要在又想起對方、情緒波濤洶湧之際趕緊拿出來看，馬上就會抑制想挽回對方的衝動，思考也會恢復理智。藉由這種方式，能夠提醒自己分手不是沒有原因，請正視自己不喜歡、且無法接受的種種問題。

失戀的時候，最怕身旁的人不理解，因為很容易感到孤單、無助。這時候，**有一個剛好跟自己處境相同的朋友，就像黑暗中帶著提燈前行，儘管前路迷茫，卻總有一絲光亮陪伴你前進。**我們一邊跟對方哭訴前任，也一邊為對方加油打氣，希望彼此都能盡快走出失戀陰霾。

然而，身邊剛好有一位失戀的朋友，那是要看機緣與運氣的。如果沒有這種朋友，我很推薦找幾位「會幫罵的朋友」。

。。。

哪一種是會幫罵的朋友？很簡單，我教你們怎麼判斷。就像是電影《艋舺》裡面，蔡昌憲飾演的角色「白猴」的名臺詞：「「意義是三小，我只知道義氣！」

沒錯，就是找你身邊那位最有義氣的朋友，不論青紅皂白，她總是挺你的那種就對了！但千萬不要誤會，並不是要找有義氣的朋友去給前任一點教訓，不不不，我們沒有這麼粗暴也沒那個膽，只要在你身邊幫忙罵，給你情緒上的安慰就行了。

無論什麼都可以拿來痛罵一番，罵髮型、罵穿搭，甚至連拍照的技巧也可以罵。

「唉唷，這什麼穿搭，我真的是國中畢業後，就很少看見有人這樣穿了耶！他也太過時了吧，還好妳已經分手了。」

「天啊這什麼拍照的表情，也太噁了吧！他以為他是帥哥嗎？」

「拜託妳相信我，他真的很醜！請妳看清楚！」

以上這些大快人心的句子，都來自於我最好的「幫罵朋友」玲玲。每當我憶起前男友，又想衝動聯繫他的時候，就需要打電話給玲玲了。

「妳快樂是一天難過也是一天，在那邊在乎他難過得要死，他根本就不知道也無感。妳能做的就是讓自己好好活著吧。」罵歸罵，玲玲也給了我很多正向的力量。這段感情一直以來她都有參與到過程，每次的爭吵、冷戰她都知道，也跟這任男友最熟悉。

失戀時，常會出現像是突然溺水的感覺，手心冒汗、緊張、焦慮、找不到方向、徬徨、不安，而玲玲總及時擔任我的浮木，在我即將沉入水底的時刻拉我一把，也幫助我轉移注意力。

她陪我一起發洩情緒，幫我用力地罵前任，儘管有點不太理智，但痛快地罵一番之後，心情清爽多了。玲玲也會拉著我一起參加各種活動，還告訴我心情不好，更應該打扮漂亮，不然看到鏡子裡的自己那麼失魂落魄，靈魂只會更傷心而已。

幫罵的朋友，會給你很多力量。難過的情緒一直堆積在心裡，久了會生出病來。和朋友一起叫一叫、罵一罵，把心裡的垃圾清理出來，才有空間迎接新的事物、新的邂逅。

○○○

佳倩是我的大學學妹，在學校時不認識，是因為工作才認識的。我覺得讀同一間學校很有緣，因此一直保持著淺淺的聯繫。某次在工作場合見面時，她得知了我失戀的事，於是便開始陪伴、開導我。

我們住得很近，那陣子，她時不時會約我喝酒聊天。雖然我們酒量都很差，但她希望我能夠放鬆一點。

這天在酒吧，看著我一臉哀怨，她索性問我，能不能說出前男友的十個優點。她真的很好奇，到底前男友有多麼優秀，能令我這樣念念不忘。

她的安慰，走的是理智派。

我想了半晌，硬擠出了三個很爛的答案：臉是我的菜、聰明、有才華。

她聽到後翻了翻白眼：「這三個都不算什麼優點吧？優點應該是指他對妳特別好的地方，難道沒有什麼值得一提的嗎？」

我認真地再度思考良久，卻想不太到什麼好的地方，倒是想起了滿多不好的回憶。印象很深的是，有次晚上，我們跟他的朋友一起去山上拜拜，那天剛好天氣轉涼，山上又更冷，於是我開始蜷縮了起來。

他在我身旁，開心地跟朋友聊著天。我不好意思打擾，用只有他聽得到的音量低聲說：「我好冷。」

結果他聽完後，沒有做出任何回應，繼續歡快地聊著天。我不放棄，前前後後又小聲地跟他重複了八次我好冷。

結果他就不耐煩了，狠狠地把我罵了一頓，說：「我聽到了呀！妳很冷，然後呢？是要我把衣服脫下來給妳穿，還是妳要上車，妳不說清楚只說妳很冷，我哪知道妳要幹嘛？」

一旁的朋友頓時尷尬得趕緊打圓場：「好啦，那我們就回車上再聊吧。」

回到車上我沒有說話，一方面覺得他怎麼這麼不貼心，也同時檢討是不是自己辭不達意，讓人感到厭煩？

這題我沒有答案，但這個經歷讓我印象深刻。

聽完我的故事，佳倩高聲大喊：「這種人妳到底還留戀什麼？他根本就不愛妳啊！」

原來這也是不愛我的表現嗎？那他到底已經不愛我多久了呢？

我打開手機隨意滑著，瞬間竟然愣住了，因為一則他幾分鐘前新發的限時動態。

畫面裡，似乎是他與新對象一起出去玩的整個過程。雖然拍的都是環境，沒有看見明顯的雙人身影，但我從各種場景交叉比對之下，找到了跟他約會那個女生的帳號，而她也發了正在約會的動態。重點是，我從她的動態中，認出了熟悉的副駕駛座位，以及我陪前任去挑的太陽眼鏡！

對比這一刻還在為他難過的自己、還在拚命想著他優點的自己，我顯得好愚蠢。

於是我喝下眼前這杯玫瑰調酒，理智上線了，我下定決心要放生這個前任。在佳倩的見證下，我封鎖了他。

愛情的感性成分很多，有時會讓我們的雙眼蒙蔽，逃不出失戀的魔障。即使被他傷得體無完膚，你依舊想念他偶爾的溫柔，因為你實在太寂寞了，於是選擇忽略關係中那些難堪的齟齬。

這時，一個理智的朋友能夠把你拉回現實，逼你正視自己所受的傷、接受分手的事實，並以堅毅穩定的態度，陪你度過最難熬的這段日子。

○○○

失戀或許不全然是壞事，**失戀讓你知道，身邊有這麼多比你還要關心自己的好朋友**。不管是幫罵的朋友、一起失戀的朋友，還是理性點醒你的朋友，都是無可取代的珍寶。

不管人生的道路如何崎嶇、戀情再怎麼坎坷，**記住你身邊總有能夠依賴的一群人，陪你歡笑、打鬧，慶祝每個美好時刻，也承接你的眼淚、悲傷，做你最堅實的浮木**。失戀時，別忘記那些永遠都能撥通的電話號碼。

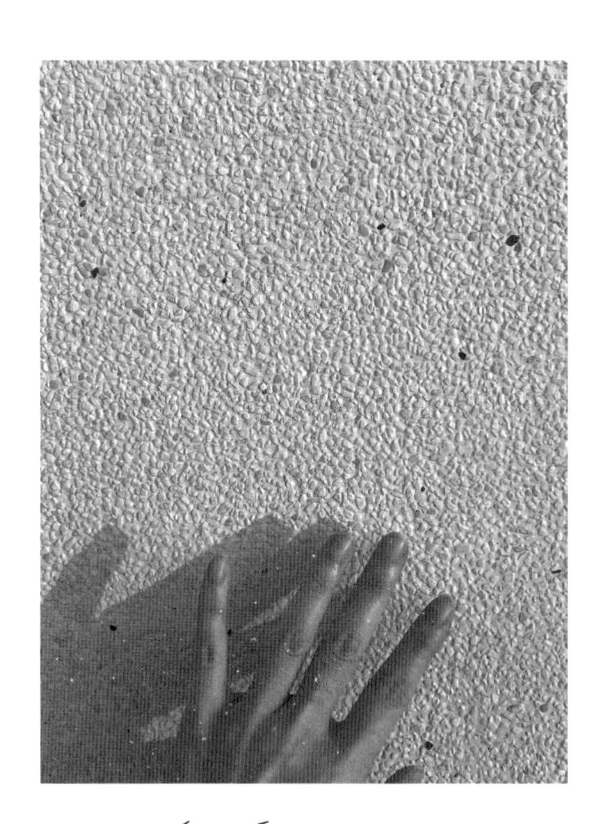

每個人身邊都需要
幾位重要的知心朋友，
心情不好就能找他們聊聊。

心情歌單
Better／陳芳語＆吳卓源

Day 07

不願離開高塔的長髮公主

別人的理解很美好，
但千萬別忘記，
治癒的關鍵還是在於你自己。

「妳根本就是長髮公主！」這天，小艾在電話那頭這樣說。

「什麼意思？」是想誇獎我像公主一樣美嗎？我心想。

「長髮公主明明可以把自己的頭髮剪下來，編成繩子，好幫助自己離開高塔，或是用長髮把女巫勒死，親手終結束縛她的事物。

但她什麼都不做，只想著被拯救。」

小艾說完了，剩下的是思考中的我。

想想也是。我明明知道，自己的問題，唯有自己願意面對、努力改善，才有辦法根除，我卻還是希望找到一位拯救我的騎士或王子，代我負起那些屬於我的責任。我明明有自救的能力，卻假裝辦不到。

我想很多人都是這樣的，習慣扮演一個受害者的角色。

「啊不然要怎麼樣？我也不願意啊！我也是那個渣男的受害者啊！」你可能會為自己抱不平。

沒錯，不管你覺得自己有多麼無辜、悲慘，無論你曾經遭受了多少無可挽回的傷害，你都必須認清一個事實：**不管怎麼樣，人生都是自己的，就算你覺得很不走運、生活千瘡百孔，都要想辦法為自己負責。**

我以前經歷過幾段以背叛收場的愛情，不是遇到騙子、就是被劈腿，老實說，對感情相當沒有安全感。因此，每當遇到新對象的時候，我都會跟對方聊聊我的過往，其實就是想要得到對方的安慰和理解。

當然，每個男孩子都會表現出同情，並且讓我感覺他可以陪我度過、克服這些不安全感的難題。談了戀愛後，我最常說的話是：「沒辦法，誰叫我之前遇到那些事情，你要包容我的敏感以及不安全感！」「你讓我不開心了，是你造成的，你要為我的情緒負責！」

然而，不斷將情緒拋到別人身上，期待對方總是為自己的傷口包紮，自己卻沒有積極療傷的意願。於是，「因為我是受害者，所以你必須包容我」的心態，換來的是一次又一次感情的終結。

。。。

我從小就是家裡唯一的女生，有三個長我非常多歲的哥哥，他們都很照顧我。我對哥哥們最常說的一句話，就是：「沒辦法，誰叫我是你妹。」他們聽了也是笑笑地配合著我，而我也一直以為這就是世界的公式，大家都得讓著我、包容我。

然而，哥哥是一輩子的，他沒辦法不跟我當兄妹，但男友是隨時可以說分手的，我忽略了這一點。

曾經在書上看過一則故事：有個女孩在經歷以背叛收場的感情後，對愛情失望透頂。後來，她遇到了一個很喜歡她的男孩，但女孩依然對他處處刁難，想要重現過去的場景，觀察男孩的反應是否和先前那些人不一樣，藉此來證明這個人是愛自己的。另一方面，也希望他能為她背負過去的傷口，讓自己可以好過一點。

直到有一天，男孩感到疲倦，他想離開了。分手之際，他對女孩說：「我很喜歡妳，也心疼妳過去的遭遇。但那些傷害不是我造成的，妳日復一日用那些傷害當理由，要我讓著妳、安慰妳，還要承受妳的情緒，我真的好累。」

看到這裡我不禁恍然大悟，那不就是我嗎？原來我一直都在用任性消耗彼此的關係！我以為相愛的人就應該理解、幫助對方，但我用錯了，我只是想要擺態，讓對方為我的過去負責。

後來，我明白了唯有自己才有治癒自己的能力，就像身體上的傷口，也需要讓它自己慢慢癒合。可以適時擦藥、借助外力，但如果本身沒有自癒能力，擦再多藥都沒有用。

傷心可以找別人哭訴，但沒人可以聽你哭訴的時候，你必須學會安慰自己。身為一個獨立個體，最基本的就是好好照顧自己，為理想的自己努力。

對於感情，很多人都會不自覺地想依賴他人，希望別人懂得自己的傷痛、理解自己的言不由衷。但是，只想藉由別人的安慰來療傷，那麼，傷口表面看似痊癒了，裡面卻仍是一堆爛膿。一旦久了，傷口會惡化、裂開，彼此的關係也還是會垮。**擁有別人的理解很美好，但千萬別忘記，治癒的關鍵還是在於你自己。**

如果你不願離開高塔，再英勇的騎士來救你，都是一場空。

。。。

為了拯救自己，我開始探索自身問題。我想起過去每段感情的病灶，找到了一些相同之處：缺乏安全感、自我價值低落。

自從有印象以來，我似乎就是一個非常需要他人肯定的人。朋友常說我像是一朵可愛的花，每天需要灌溉一些愛與讚美，才能活得漂亮。

於是，我將自我價值寄託在他人評價，不太能肯定自己，除非別人稱讚我。總懷疑自己是否有資格被愛，極度討厭孤單也害怕被拋下，很需要他人的陪伴。男友不在的日子，我都是和朋友在電話裡度過的。我似乎也沒什麼特別迷戀的興趣愛好，講電話就是我的興趣。一直有人可以聊天，給了我極大的安全感。

我想起童年的孤單生活。小時候在家沒有人會陪我看卡通，反而是我會陪哥哥們看周星馳電影。後來因為一些事情，我被寄養在阿姨家好幾年。那段思念家人的日子，我總是在每個夜裡哭著睡著，而我身邊連一個能夠講話的對象都沒有。那是我人生之中活得最壓抑的時光。即使事隔多年，如今我到了陌生的地方睡覺，例如住旅館的時候，我依然會在半夜想起那孤單不安的感受。

我害怕一個人，因此進入一段關係時，我總是沒安全感，生怕對方會輕易離開。於是，我成了一個任性妄為的控制狂，還老是以受害者自居，讓對方承受了巨大的壓力，最後，只能在被壓垮之前逃離我。

原來有些事情，發生過了就會留下痕跡，逃避面對不是辦法。

我開始回想自己成長經歷中，大大小小可能造成創傷的各種經歷。**自我療癒，有時候伴隨著一段痛苦萬分的過程，你必須把自己受傷最深、最不堪的部分，血淋淋地挖出來檢視。**但我知道，如果不這麼做，我永遠無法真正地理解自己，與關係中那些傷害的根源。

失戀的痛點醒了我，或許比起快速揮別失戀陰霾，我可以嘗試先瞭解自己。不只是表層的瞭解而已，比如生活上的喜好，而是去滲透那些早已被我們忘記，卻扎扎實實刻印在細胞裡的恐懼與傷痕。

沿路一點一點地拾起這些碎片，好好看清楚它們來自何方，也許就能漸漸把自己拼湊完整。

不必再等王子和騎士來拯救，過去沒人理解也沒關係，從現在開始，學著自己心疼自己。

Day 08

分開之後，開始練習一個人睡

失戀也能幫助你摸索恐懼的形狀，給你機會去認識黑暗中的自己。

我不敢一個人睡，因為童年有過一段陰影。

小的時候，爸媽工作都很忙，哥哥們也都去上班上課了。而阿姨剛好住得離我家很近，因此無聊時就會去阿姨家找表姐玩。

我的表姐大我兩歲，跟我生日只差一天。我們兩個喜歡的事物很像，但壞脾氣也是如出一轍。她是獨生女，而我是家裡最得寵的寶貝。我們誰也不讓誰，所以經常玩著玩著就吵起來了。

我們什麼都可以吵，例如美少女戰士的角色裡面，有人當了月光仙子，那另一個人就要選別的仙子。又或是如果有人喜歡粉紅色，那另一個人只能選其他顏色，不可以重複。

諸如此類的搶奪狀況層出不窮，到後面就演變成大打出手，我們不是亂拉扯對方頭髮，就是大聲哭著喊媽媽。只要一喊媽媽我就輸了，因為我在表姐家，我媽根本不在這。

小朋友玩著玩著吵起來了，似乎滿正常的，但長輩總不能就這樣不管，丟著讓我們吵。而對於阿姨來說，讓我們停止爭吵最好的方法，就是把我關進黑暗的廁所裡。強制停火。

雖然我不太明白為何只有我被關，但那時年紀很小，還沒上幼稚園大班的年紀，也沒辦法想到這麼多。

只記得那間廁所空間很窄小，除了平常使用的廁所正門以外，牆角還有一扇小側門可以進出。那個小門通往後面一條也很窄小的巷子。

那扇門總是緊緊關著，因為小巷子非常幽暗，時常有蜘蛛蟑螂蜈蚣跑進來廁所，但這些都不算什麼，小小年紀的我，最怕的是鬼。那樣的恐懼令我印象深刻，到現在我都這麼大了，還是很怕。

阿姨把我關進廁所裡然後反鎖，沒有開燈，任憑我怎麼喊叫，她都不開門。我只能從聲嘶力竭哭到筋疲力盡，最後哭到睡著了。阿姨聽到廁所一片安靜，覺得我學乖了，才肯放我出來。

這邊先不評論阿姨的教育方式是否正確，這樣與黑暗獨處的經驗，確實也讓我往後的人生從此恐懼黑暗、害怕獨自一人。

只要黑夜降臨，我一個人待在密閉的空間，那股不安感總會油然而生，讓我想起了小時候那種孤立無援的感覺。尤其當整個城市都進入夢鄉後，夜彷彿變得更沉靜了，獨自面對深沉黑暗的我，不禁感到四肢發涼，全身開始冒冷汗。不安的感受奪走了我的氧氣，我喘不過氣來。

我沒辦法一個人睡，而且無法關燈睡。然而，由於我家人口多房間少，一直以來我都跟媽媽睡在一起，長期下來也沒發現自己有這樣的問題。

。。。

失戀之後，我才開始意識到自己內心有著這樣深層的恐懼。

從前熱戀時，總是會和戀人在溫暖的被褥中談天說地，開心地分享著一天的大小事，不知不覺就聊到睡著了。有人睡在身旁的感覺令我安心，即使房間再怎麼黑、不開小燈也無所謂。睡前時光，成了一天中我最期待的部分。

然而分手後，看著偌大卻空蕩的雙人床，我發現自己越來越恐懼入睡。一到睡覺時間，我反而精神亢奮，像是身體本能地抗拒一般。因此這段時間，我經常熬夜工作，企圖用忙碌掩飾恐懼的黑洞。直到健康也亮起了紅燈，我才意識到，啊，這樣好像不行。

我開始和恐懼面對面。一開始，我仔細觀察我到底在「怕什麼」，釐清恐懼的真實面貌，找出恐懼的根本原因。我怕的不是惡夢，也不是失眠的痛苦，而是一個人被留在黑暗中。

接著，我搜尋過往回憶，想找到導致恐懼的蛛絲馬跡。至今為止的人生，在我腦海如跑馬燈展示，而最後，畫面停在被阿姨關進廁所的那一天。我總算找到了原因。

同時我也發覺，因為這層恐懼，我一直不自覺地依賴他人。小時候跟媽媽睡，貪戀媽媽的懷抱及體溫；而長大後，依賴的對象換成了戀人。儘管隱隱約約感覺到心裡有些裂縫，我卻一直耽溺在他人提供的安全感裡，拒絕與恐懼正面對決。

失戀，反倒成了和恐懼開啟對話的契機。

我想戒斷這樣的依賴。我知道我還是可以每天晚上跑去媽媽的房間睡，依靠著媽媽的保護，但我還是希望能為自己努力一次。

。。。

我開始練習開小燈自己睡。老實說，直到現在我還是沒有做得很好，一定要到身心俱疲才能睡著，但半夜時不時又在不安全感中驚醒。

每次在半夢半醒之間醒來，身邊沒有任何人，那種孤單、無助的感覺又會席捲而來。就像小時候被關進廁所，沒有人來幫我，我只能任憑恐懼把我吞噬。

然而，我還是覺得能真實地承認恐懼，是一件很好的事。儘管過程不會是舒服的，也必須面對許多未知，有時可能還會受傷，**但勇氣會慢慢生出來，心裡也會越來越踏實。**

失戀對我來說，原本只意味著失去、痛苦。但現在我知道，**失戀也能幫助你摸索恐懼的形狀，給你機會去認識黑暗中的自己。**

雖然一個人的夜晚，真的很難熬，也很難安心，但我知道媽媽就在隔壁房間，我隨時都可以找到她。我也知道我有很多貼心的朋友，即使睡不著覺，還是找得到人陪我聊天。**面對恐懼的旅途不

會是孤單的，身邊許多人都是你的旅伴。

我不像小時候的自己，只能強忍把恐懼吞下，並帶著恐懼生活。現在的我，身邊有溫暖的光芒，而且最重要的是，我給了自己一份勇氣。

即使心中那條小巷是如此黑暗，只要堅持不懈地往前邁進，總會走到黑暗盡頭，抵達光亮之處。

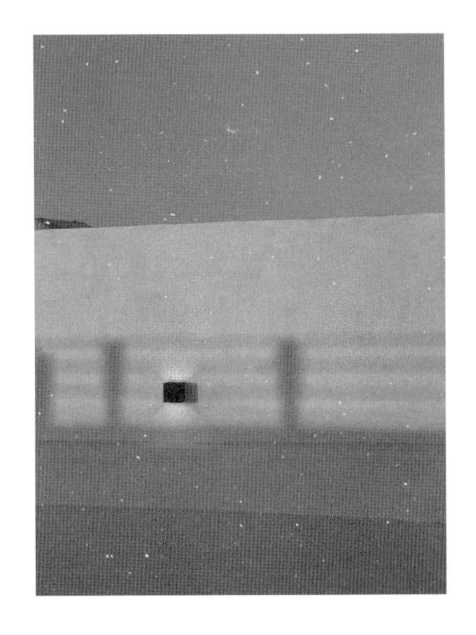

勇氣會慢慢生出來，
心裡也會越來越踏實。

心情歌單
單人房雙人床／莫文蔚

Day 09

失戀，一場短暫的收假症候群

人生原本就是自己的旅程，有沒有伴都無所謂，能同行且珍惜，若分開則祝福，僅此而已。

「收假症候群」指的是度過兩天以上的假期後，有些人沒辦法將放假的心情或作息，順利轉換回工作或上學的狀態，甚至還可能出現憂鬱或緊張的情緒。

我是一個特別喜歡旅行的人。自從工作從原本朝九晚五的上班族，轉成時間較彈性自由的創作者後，我幾乎每個週末都會想要出門走走。無論是國內輕旅行或是國外短期旅遊，一年至少會出國兩次，讓自己看看世界、體驗不同的風俗民情。

對於旅行，其實我的要求不算太高，只要有好吃的美食、漂亮的景色就行。應該說，只要能出去走走我就十分滿足了。每個陌生的角落，都能引發我的好奇心。

然而，我發覺自己在旅行結束後，常常不自覺會陷入失落感之中。當那趟旅行越開心、期待越久、準備越周到，結束時就越令人惆悵，甚至讓我感嘆起人生無常。

「我今天回家之後，突然覺得很不開心。」剛結束一場多人旅行的我，跟朋友閒聊著。

「你幹嘛，是不是詩人魂又發作了？」玲玲跟我一起參與這趟旅行，結束後她並沒有什麼失落惆悵，只覺得好累快昏倒了。

「我想我應該是收假症候群。」因為太久沒有跟大家一起出去玩了，導致期待被放得很大，回家後的失落感也特別嚴重。我遲遲無法回魂，索性上網找了一些講解收假症候群的文章，順便傳給玲玲看。

。。。

也許是突然從旅行的詩和遠方切換回現實生活，我還無法適應。

我還依戀著那種成天什麼事都不做，只想著等等要去哪裡玩、吃什麼美食就好的輕鬆氛圍。揉了揉眼睛，發覺此刻自己正躺在房間的床上，突然感覺有些不踏實。一度懷疑今天下午還在海上坐船看浪的自己，是不是真實的？

溫暖的小床雖然令人放鬆自在，但好像又回歸平凡了。回到沒有驚喜、一成不變的那種日子。

旅行中的嘗鮮，讓我們可以盡情投射各種美好想像在全新的人事物上。雖不切實際，但畢竟想像無罪，每個人都有做美夢的權利。於是，我們漸漸地產生一種情感依戀，快要結束時，就彷彿突然發現自己即將失去什麼，瞬間陷入無以名狀的失落感中。

仔細想想，我們並不陌生失落的感受。人生在世，每個人都有很多失落關卡要過。

比方說失戀，其實也就是一場短暫的收假症候群。跟一個人交往，就像去了一趟日子並不短的旅行。兩個人在一起，什麼都很陌生、新鮮。你可能為對方改變了生活、飲食習慣。原本不特別慶祝節日的你，開始在意起儀式感，變得喜歡準備小禮物、小驚喜給對方。

然而分開後，旅行結束，你又回到一個人的平凡日子，重新拾起舊有的習慣，過自己的簡單生活。雖說兩個人不一定比一個人精彩，你還是不免感到空洞的失落，就像收假症候群一樣。

你可能會為了逃避這些感受，匆匆進入下一段戀情，急著展開另一趟旅程。但我想，**與其逃避失落，不如好好感受、誠實面對。這樣或許更能知曉，自己在那段感情裡真實的樣子。**

○
○
○

我覺得，就算旅行已經結束了，回到原本的生活也無需惆悵。不如看看旅程中拍下的一張張照片，回味每個人開心幸福的笑顏，甚至寫文章記錄過程中的心情體會。

結束了不代表一點意義也沒有，就像旅行過後，即使滿身疲憊，你也不會覺得時間被浪費。那麼感情亦如是，**失戀後別急著否認過去、逃離失落感。這時候，你可以想像自己只是轉換成獨自旅**

行模式，開始一個人的冒險。

有些人旅行喜歡趕行程，所有的熱門景點一個都不能錯過，就算早上五點起床也在所不惜。有些人則習慣慢慢品嘗，或許花一個下午的時間坐在海邊，只為了體會這鹹鹹的海風徐徐，看日落之際，那天海染成整片粉紅的樣子。沒有哪種模式比較好，也一定都能為旅行者帶來無可取代的回憶。那麼，一個人旅行也不錯啊。

一個人上路，依舊可以前往自己想去的地方，與自己的內心好好說話，慢慢消化那股失落感。也說不定哪天能在旅途中，遇見另一個同樣獨自旅行的人，無論最後你們是朝著相同目的地結伴而行，或是行到途中就分道揚鑣，也沒有關係。**人生原本就是自己**

的旅程，有沒有伴都無所謂，能同行且珍惜，若分開則祝福，僅此而已。

陳綺貞的那首〈旅行的意義〉，唱的是一個不愛自己的人，為了逃避跟自己在一起，因此一直去旅行，於是他說不出旅行的意義，也說不出愛自己的原因。

旅行及感情若都需要一個意義，那麼我想，或許拋開那些美好的假想，敞開心胸去感受當下每一刻，無論是快樂、幸福，抑或是失落、悲傷，才是最珍貴的意義。

Day 10

瞭解自己並不為誰，而是讓你更喜歡自己

耐心挖掘與沉澱非常重要、也相當有趣，你永遠都能發現自己新的那一面。

「想像有條通往內心的路，一開始路會很黑，但走了一陣子後，你會漸漸看見色彩，看見一些斑斑點點、花朵蝴蝶，還有自己想

像出來的一些畫面，也可以看到更多的『自己』。」

記得一次諮商時，我的諮商師這樣告訴我。

某次失戀之後，我發現我其實不太瞭解自己。前任口中形容的我，彷彿另一個人，和我對自己的認知大相逕庭，令我感到十分疑惑。為了理解這樣的落差從何而來，而「我」到底又是怎樣的一個人，我請求了專業諮商師的協助。

我們從「認識自己」開始，最初我沒有什麼頭緒，後來才搞懂，諮商師的意思，是從內而外地去認識自己。

簡單來說，人可以分成兩個部分，一是表象外在，包含外表以及對外表現出來的各種樣貌，也就是別人口中的「我」。但有趣的是，不同的人看到的我都是不一樣的，因為我們對待每個人，都會不自覺地有所差別。

而另一個則是內在的自己，可能是自己對自己的認知，也可能是某些被壓抑、隱藏，或甚至被忽略的自我。

瞭解表象的自己是比較容易的，因為我們身邊有很多幫手。因此，我們先從這部分開始。

。。。

為了更加瞭解表象的自己，我開始搜集身邊的人的意見。如果直接問對方「自己是怎樣的人」不太好意思的話，也可以從生活中的蛛絲馬跡開始，像是對方寫給自己的卡片，就可能會透露那個人對自己的看法。

從不同的人，我搜集到的「自己」有很多相同的特質，像是直率的、熱情的，但也有人會看到我比較少表現出來的那一面，像是敏感的、脆弱的。搜集的過程真的非常有趣，一方面終於明白自己在別人心中的樣子，另一方面也會更加瞭解**自己的想像與他人實際的感受之間，的確存在著距離。**

有些人覺得自己是非分明、剛正不阿，堅毅如梅花般絕不妥協。這些在自我眼中看似優點的特質，或許對於別人來說是古板、固執、沒有彈性、無法溝通的，反而是負面缺點。因此，**如果都只用自己的角度去理解自己，那麼，將永遠無法接收到他人的反**

饋，而可能成為一個自我中心的人。

但如果身邊每一個人的感受，我們都放在心裡、時時刻刻警惕的話，那未免也太累了。因此，對於別人的種種看法，我覺得只要適時參考就好了。

若是聽到自己不喜歡的形容詞，也可以反過來思考原因。例如，聽到對方評論自己自私，而你的自我定位並沒有自私這個詞的話，就可以想想自己是否做出什麼行為，讓對方有這樣的感受。藉由這樣交叉比對，去找出自己與對方的差異、認知上的落差，進而更加懂得以後該如何正確地表達及相處。

我知道在聽到指責的第一時間，大部分的人都是感覺難受的，因為每個人或多或少都會美化自己的缺點。可若是因為這樣就急著否認及解釋，甚至反擊對方的話，那就太可惜了，因為你少了一次更瞭解自己與對方的機會。

從不同人身上搜集零碎的看法，慢慢地，就能拼湊出他人眼中不同面向的自己。你能夠藉此去修正那些可能為他人帶來負面感受的行為、特質，也更加懂得如何傳遞與接收訊息，與他人更加和諧地相處。

。。。

但內在的自我，就只能靠我們自己去探索。

我建議可以從看電影開始。每部電影都有不同關鍵詞，以及相對應的核心主題。你可以先盡情感受電影情節的悲喜、角色的喜怒哀樂，並觀察自己最受到觸動、或最無感的分別是哪些部分。接著，深入思考自己為什麼會有這些感受？具體而言，自己被觸發的情緒是什麼？是不是和過往經驗相關？等等。

共鳴被點醒的瞬間，就像你心中某個區域點起了燈火，瞬間照亮你一直以來都不瞭解的地方。

對家人不善表達愛意的人，也可能看了一部親情片後激動落淚。這時就會明白，儘管你平時表現得較為冷漠，並不代表不在乎家人。相反地，在你的內心可能把家人看得比誰都重要，只是因為習慣壓抑情緒，沒有表現出來罷了。

人心就像地球的美景，即使你認為你已經去過了好多地方，但事實上，還是有很多你未曾到訪的秘境。**耐心挖掘與沉澱非常重要、也相當有趣，你永遠都能發現自己新的那一面。**

。。。

當然有時候，你會因為看見自己懶散、嫉妒、一事無成的那一面，而開始厭惡自己，或嚴厲地批判起自己。但有時候，也會因為某些小事而發自內心地稱讚自己，像是寫了一封給朋友的信，發現自己字跡真美，或是輕鬆幫家人解決難題而感到心滿意足。**對於自己又愛又恨，再正常不過。**

再怎麼樣，人都不可能是完美的。就像天氣也不可能天天是晴天，總會有打雷、下雨的時候。失戀時，我們很容易糾結在曾經犯過的錯，或把所有問題都歸咎於自己。可是說真的，這樣並不能改變什麼，既然對方離去已成事實，不如把重點轉移到自己身上，努力成為更好的人。

透過與身邊的人相處，可以看見自己不同的樣貌。與戀人分手之後，也能更瞭解自己在情感中的行為模式與病灶，因而能進行一番自我評估，看看哪些想保留、哪些想改變。把決定權交還給自己，做自己想成為的那種人。

瞭解自己並不是為了誰，而是要讓你更喜歡、更能接受真正的自己。我想，所謂的愛自己，大概也就是如此吧。

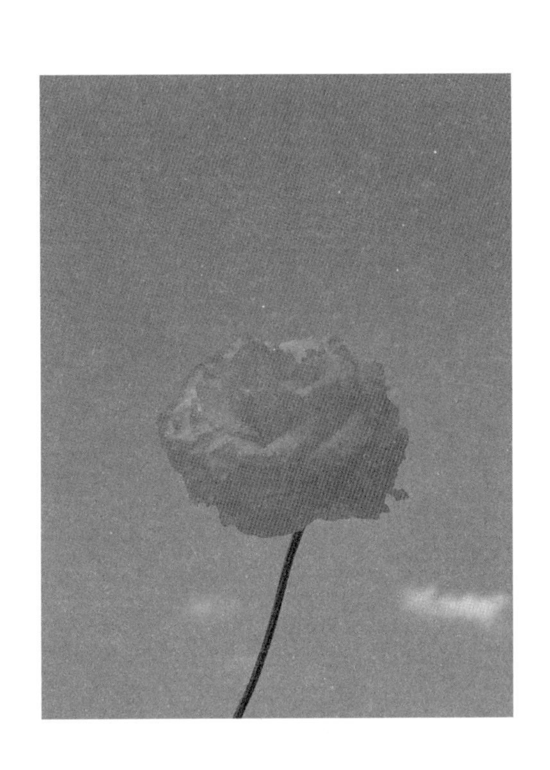

心情歌單

我有我自己／閻奕格

對於自己又愛又恨，再正常不過。

輯　三

探索

世界，會給你所需要的一切

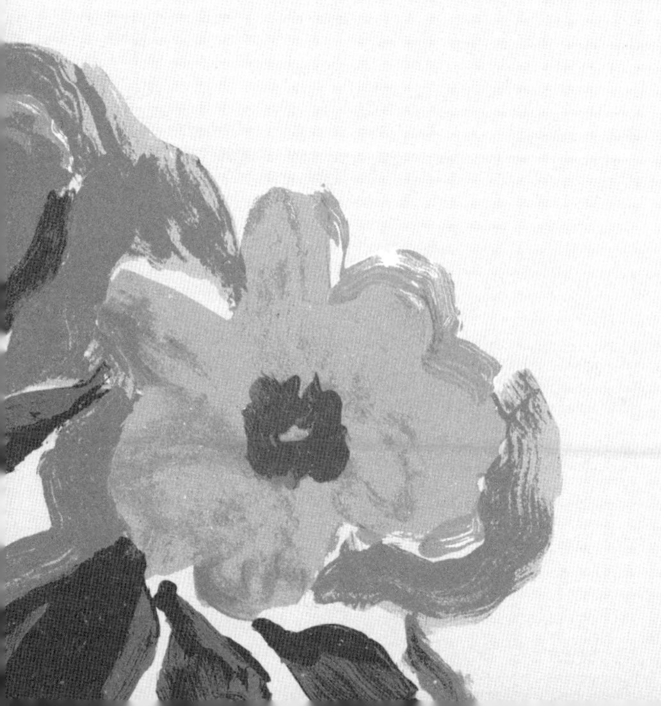

Day 11

關於我，前男友的那些真心話

如果總不斷陷入分手迴圈，
改變現狀的第一步，就是自我覺察。

我想我一定是瘋了，竟然跑回去跟前男友聯絡？

打從第一次認識「回頭草」這個詞開始，我奉為圭臬的觀點就是「好馬不吃回頭草」！雖然我不屬馬，也沒有在追求當馬，但我認為自己是屬於「好」的那一邊。於是我認定，不吃回頭草，才是正確的。而這樣的觀念，也一直跟著我往後的人生。

每一段戀情徹底結束後，我絕不會再跟前任聯繫，百分之百是給一個封鎖刪除特餐。我知道很多人會說：「沒那麼誇張吧！分手而已，又不是殺父仇人，你們還是可以當朋友啊！」

我呿！誰要當朋友？我看起來有這麼缺朋友嗎？我真的不明白為什麼分手還要當朋友。跟前任聯絡對我來說，只表示了你的懦弱，以及對現任的不尊重。

對於要不要跟前任聯絡，其實我是吃過一個大虧的。

很久以前交往的一個對象，有個紅粉知己。因為那女生很愛出國遊玩，每次離開臺灣前，都要叫我當時的男友去幫她餵貓、打掃家裡、倒垃圾。就算沒有出國，也喜歡叫他每天打電話morning call。我一開始沒想太多，只覺得當時男友奴性好強，而且好閒。

但有次發現，原來他們曾經交往過！當時男友劈腿傷害到她，因此覺得十分愧疚，自此之後，他就自願成為她的工具人。

我被欺騙了，我被欺騙了！

當下我真的好想吐，生理心理的噁心感通通溢出來。也因為這次事件，只要提到前女友三個字，我下意識地就會冒出無法抵抗的不安全感，我會發抖、冒冷汗，而且沒辦法控制。由此可見，這個事件已經在我心中刻下深深的傷痕。

人在受到傷害後，後續行為可以分成兩大類：第一就是「媳婦熬成婆」，因為我被傷害過，所以我也要傷害別人，這樣才能撫平我內心的被剝奪感。第二則是相反，因為深刻地懂得被傷害有多痛苦，總是謹慎避免自己不小心傷害別人。

我總是選擇後者，這也成了我不再聯繫前男友的主因。我不想讓我的存在，成為前任與其伴侶之間的矛盾，也避免各種剪不斷理還亂的麻煩找上門來。

所以才說我瘋了，因為我竟然聯絡起某任前男友。

◦◦◦

事情是這樣的，因為我實在太想知道，為什麼每一次我這麼用心地為對方付出，但對方卻總是感受不到我的愛。當我愛得越用力，反而越快失去對方。

就像前面提到的，我已經藉由身邊的人瞭解自己的外在樣貌，也透過與內心對話察覺真實的自己，但是，有些相處上的細微之處，還是只有前男友才知道。有些缺點可以在別人面前隱藏得很好，唯有面對男友時原形畢露。

我渴望變得更好，也不想老是在同一個地方摔跤。於是，好像也只能聯絡前男友了。

我拿起手機，戰戰兢兢地打開LINE，從封鎖名單內找到了他。他的個性滿溫和的，是人人口中的好好先生。當初會分手不是因為不愛，而是因為彼此年紀太小，有很多問題不懂得怎麼處理。對當時的我們來說，那些問題彷彿都像彗星撞地球一般，令人措手不及、無力應付。分手後，雖然不必面對那些問題了，但偶爾回想起來，也還是會覺得有點可惜。

我並不恨他，想起他來，腦海中也都是美好的記憶。而且重點是，他跟我這次剛分手的男友是同星座的，想法應該比較像吧？我在心中默默地計算他可能具有的參考價值。

我解除了封鎖，敲了敲他：「嘿，最近好嗎？」

天啊，我真的是緊張到不行。此刻好想找個洞鑽進去，我覺得好丟臉啊！

「一樣呀，幹嘛？妳失戀喔！」意外的是，前男友竟然很快就回覆了。

哇，我一眼被看穿耶！算了，這樣也省得我繞來繞去拖時間。於是我開門見山：「對，我失戀了，需要你開示一下。」

說實在的，他只有交過我一個女朋友，分手之後到現在，也沒有別的戀愛經驗，他哪能開導我什麼？但我要的，不是他像兩性專家一樣落落長告訴我明天會更好，我要的是他數落我！

「你能不能告訴我，當初我們交往的時候，你覺得我有什麼缺點？」我真的沒別的方法了，頭都洗下去，只能問了。

「有啊，很多耶！得理不饒人、脾氣又差、不懂得做人、怕寂寞，還有最重要的是，我無法接受妳的感情觀。」我們分手都六年了，講到我的缺點，他還是記憶猶新。不過，我很感謝他的誠實。

我交叉比對著兩位前男友跟我提到的缺點，發現有些地方我改變了、成長了，但有些缺點我依然保留，而那正是此次分手很大的一個原因。我因為找到癥結點而開心不已，同時也下定決定，要好好鞭策自己進步。

我們又閒聊了一下，交換彼此近況，及分享工作上的煩惱。雖然起頭很尷尬，卻是場收穫滿滿的對話。缺點在關係中會被放大，問前男友果真最準。

。
。
。

雖然很多人認為，要多談幾次戀愛才會進步，**但我認為真正的重點，是找出自己那些致命的缺點。**

我們時常以為，一段關係之所以走不下去，全是因為彼此沒有愛了，或是價值觀不合。但事實是，也許你們最初是契合的，只是彼此個性中的某些缺點，逐漸消磨了這份適合，也讓愛的火花燃燒殆盡。

然而，你們可能從頭到尾都沒有意識到真正的問題，反而持續歸咎於外部因素。

你可能以為是彼此家庭價值觀不合導致分手，但實際上是你情緒勒索的慣性，讓他覺得好窒息。你們也許年齡差距太大，但壓死駱駝的最後一根稻草，是他的自我中心，眼中只有自己，從來不懂得設身處地為你著想。

如果總不斷陷入分手迴圈，改變現狀的第一步，就是自我覺察。

你不一定要像我一樣，回頭去找前男友問缺點。用什麼方法都可以，但一定要認真思考，自己有哪些必須改善的地方。

Day 12

童年的記憶，探索最深的黑暗

人生，原來沒有一定的對錯，永遠只有選擇的正反。
我們只能擁有其中一面，
當你選擇了這面，另一面只能放棄。

國中的時候，班上有位女同學，眼睛大大的，輪廓很深很美。她樂觀開朗，大家都很喜歡她。有次她跟大家分享，週末她們全家一起去逛街。我聽得十分羨慕，但她卻不以為然地說：「這沒什麼吧？」

是的，或許對於某些人來說，這不是什麼大不了的事。但對我來說，實在是太難了。

我在家裡年紀最小，而且小很多歲，這樣的年齡差距造成了家庭斷層。哥哥們都長大去外地工作了，只剩我待在家裡。這讓我的童年變得很孤單，我等於沒有一起長大的兄弟姐妹，也沒有分享喜怒哀樂的對象。

而最關鍵的，或許在於我的爸爸吧。

爸爸在我青春期的時候，就不在我身邊了。或許是生活理念不同，他跟媽媽分居了。即使偶爾會回來看看我、塞零用錢給我，但對我來說，成長過程還是少了屬於爸爸的那一半。

。。。

小時候，我跟爸爸感情最好。我們就像最佳拍檔，一起去爬山、唱卡拉OK、擺攤做生意、吃好吃的東西。比起與哥哥、媽媽相處，爸爸跟我在一起的時間更多。

我的個性跟爸爸也十分相像，但實際上，我們卻是相差了四十六歲的異性，因此對爸爸來說，我無疑是個可愛的小傢伙。他去哪都帶著我，因為我很喜歡黏著爸爸。如果沒跟到，就會一直高分貝哭到爸爸回家為止，因此他根本無法不帶我出門。

爸爸是個很聰明、而且懂得風情的人。所謂風情是一種對於人生的態度，他很知道如何讓自己開心，也十分擅長享受人生。在我眼裡，爸爸就是一個活到老學到老，而且總是把握當下、及時行樂的人。

他還是個理想家。對於人生，有著自己的一套追求理念。我很景仰他的這般態度。

但事情沒有十全十美，相對而言，爸爸對於責任的觀念就薄弱許多。他沒有意識到他長期不在我的身邊，會讓我對於「父親」以及「異性」這些角色容易感到失望，以及產生過多的恐懼。

也由於他是屬於相對傳統的人，因此和媽媽分開這件事，我從來沒有親口聽他說明。不像現代父母，即使因為不合而選擇分離，也會好好跟孩子解釋，讓他們可以明白與釋懷。

年少時期，有一段時間我經常自責，總反覆想著，是不是因為自己表現不好，才讓爸爸選擇離開。有時候也會很生氣，為什麼爸爸就那麼不負責任。又有些時候，砲火會轉向媽媽，內心怨懟著為何媽媽連爸爸都留不住……我的心裡有許多責怪與不諒解，年少的我尚未明白，不是因為我不好，或犯下什麼錯誤，才導致爸爸離開，更不是因為爸爸不愛我。只是我的父母，當時無法再和彼此相處。

當時年紀真的太小，哪懂什麼情和愛、家庭與責任，只想著歸咎原因，找到答案，彷彿這樣我才有出口與轉機。

我把這些一一刻印在我的心中，對於感情與家庭，我有了第一顆記憶球，球上記載著不安全感，以及對親密關係的恐懼。

。。。

從此以後，當我進入一段好控制的感情時，我會比較有安全感。然而，一旦有任何事脫離我的軌道，我就會變得不安且急躁。

於是，一位強勢的控制狂就此誕生。

我無法忍受「跟我不一樣」，我也認為另一半「做什麼事都要跟我一起」。或許我的內心深處潛藏一個想法：因為爸媽價值觀不合，爸爸才會離開。那如果男友什麼都跟我一樣、做什麼都跟我一起，是不是就很安全了？

我的雷達也隨時開著，對方一旦表達與我不同的意見，我的腦中就會開始進行各種負面解讀：你是不是不愛我了？你是不是否定我所有的一切？你是不是想分手？

長久下來，我變得越來越敏感，也讓對方日漸緊繃。真正破壞我們感情的，並不是我們的不同，而是我內心深處的不安。每當恐懼升起，我腦內的警報就會高分貝地嗡嗡作響，我的情緒也會開始漸漸失控，無法和對方理性溝通。

但這樣的情緒負擔，任誰都受不了，於是我陸陸續續逼走了好幾個人。陷在這樣無限循環的某一天，我突然發現，自己真正應該重新解讀的，是爸爸。

第一次諮商時，諮商師要我做一個功課，她希望我能夠為爸爸做傳，也就是想像自己是他，然後寫自己的自傳。

在坐捷運回家的路上，我馬上快速地完成了一半。然而神奇的是，我竟然開始有點理解了，爸爸的性格來自於他的原生家庭，而環境造就了今日的他，某種程度上來說，他也是身不由己，就跟我現在的處境一樣。

我試著想像如果我是他，我會做出什麼選擇呢？我會委屈自己還是忠於自我呢？

結論是，我選擇了後者。那麼對於爸爸來說，其實也只是做出跟我一樣的選擇罷了，難道他真的有錯嗎？他真的罪該萬死得不到我的原諒嗎？

這時，我瞬間明白了，**人生，原來沒有一定的對錯，永遠只有選擇的正反。我們只能擁有其中一面，當你選擇了這面，另一面只**

能放棄。

而且，對與錯的標準是會改變的。很多現在認為正確的事情，以前也是不被接受的。對錯並沒有那麼絕對，同一件事從不同的角度出發，就會有不同的風景。就像從爸爸的立場去看他的選擇，就能理解他有他的難處。

從前，我是個堅決認為事情非黑即白的人，對就是對、錯就是錯，而這一刻，我徹底改觀了。如果我們看事情的角度總是這麼死板，**只會用自己單一的視角去批判他人，而從未站在他人的立場，去同理別人的選擇，那不是太狹隘，也太殘忍了嗎？**

。。。

理解爸爸的人生後，某種程度上也理解了自我。感情中許多行為與選擇，受到原生家庭的影響甚鉅。就像我的控制狂，來自於成長過程中爸爸的缺席，這無可否認。**但我找出原因，並與之和解，不過度咎責，也不自怨自艾。**

探索原生家庭的課題時，要記住一切沒有對錯，也並不全然是誰的責任。每個人有各自的課題，或許家庭的創傷的確造成你感情中諸多不順，但那也是很好的一個機會，讓你能夠檢視創傷的源頭，進而成為一個，真正能為自己人生負責的人。

Day 13

父母也是人，他們當然不完美

放下對他人不合理的期待，
試著給出多一點諒解，
你的世界將會變得更寬闊、更有愛。

放下對爸爸的成見後，我開始試著跟他相處。

他是一個重視細節的人。他覺得女生最美的是自信的笑容，而不是精緻的妝容；他認為女人最有魅力的是性格上有魄力、有毅力，而不是天使臉蛋、魔鬼身材。

他欣賞的女演員是林青霞，那種剛柔並濟，一笑傾城的自信風範（雖然他不知道林青霞私底下也是為情所苦，而沒有自信的女子）。

他常常跟我分享，他認為的理想女性是什麼樣子的。而我想，媽媽真的跟他喜歡的完全不一樣。

我媽媽是另一種偉大女性的代表，傳統臺灣媳婦個性，嫁給你就是嫁給你全家，愛你就愛你全家那種。甚至她也不知道什麼是愛情，但嫁雞就隨雞吧！她可以把自己縮到最小、甚至看不到，但把老公小孩放大到視野邊界。對她來說，家人就是一切。

她最擅長的是犧牲奉獻。曾經有次我問她：「妳最大的願望是什麼？」

「我希望小孩平平安安。」她回答。

「妳都沒有自己的願望喔？沒有自己的夢想？」我困惑地問。

她思考良久後回答：「沒有欸……夢想就是，希望你們都過得很好。」

我的媽媽是我在這個世界上，見過最偉大的女性，因為是她一手撐起這個破碎的家。沒有她幾近拋棄自我的犧牲奉獻，不會有我跟哥哥們平安成長的一切。

我曾問過她：「爸爸這樣不負責任，妳都沒想過要離開嗎？」

她的回答是：「我離開了，你們四個小孩就沒有人照顧了，我真的捨不得。」

因為不忍心讓孩子受苦，媽媽選擇犧牲自己的人生，只為了成全我們的幸福快樂。

我先前不能原諒爸爸最主要的原因，其實就是心疼媽媽。我並沒有因為爸爸的缺席，而在物質生活及情感需求上有任何匱乏，因為媽媽總是以我的需要為優先考量。她對我的付出可說是拚盡全力，卻時常因為分身乏術而疏於照顧自己。我爸爸丟下她，讓她獨自承受這一切辛勞，我真的無法接受。

在這樣的情況之下，要再度面對爸爸，是一件很困難的事情。但我現在已經理解了不該只用單一角度評論事物。對於自己想要試著理解的對象，第一件要做的事，**就是先拋開任何成見，只品嘗**

故事，不評論對錯。

我們很容易對父母加諸「完美」的期待，認為他們應該無所不能，時時刻刻都正向且堅強。但我漸漸意識到，**父母也只不過是平凡人罷了，他們會有自己的缺點以及盲點，有內心自私的一面，當然也有脆弱的時候。**

而我對於他們的失望，都來自於我的期待落空。我一味地站在索求的立場，用自己對於人生的標準去評斷、責怪他們，卻忘了同理他們可能也很徬徨、無助，甚至是在資源匱乏的時候，卻還是努力把最好的留給我們。

我從來沒有像是一位好友，為了爸爸的利益著想，進而體諒他、理解他，反而總是用被拋棄的受害眷屬這種角度去恨他。

。。。

然而，我對爸爸的感情除了不諒解，也摻雜著被愛的渴望。

一直以來，我對於爸爸眼中的自己很沒有信心。我知道爸爸欣賞的是林青霞那種風範的女性，但我跟林青霞的氣質真的是八竿子打不著。

雖說美貌靠天生，氣質可以靠後天培養，但我就是那種很喜歡開懷大笑的類型。有一次家族聚會後，我還收到爸爸的關心簡訊：「女孩子出門要帶洋傘，隨時看鏡子注意儀態，要時時刻刻補妝，最重要的是，大笑要摀嘴巴。」

我看到真的哭笑不得，同時也再度懷疑，我在爸爸眼裡，是不是一個不及格的女性？

說真的，爸爸其實不太清楚我做什麼工作，因為我從沒跟他詳細解釋過，媽媽轉述也講得不是很清楚。畢竟我的工作——影片創作者，真的是太新型的產業了，長輩很難接軌。

他一直以為我不務正業在家SOHO，也不知道有沒有賺錢。更擔心的是，到現在都還沒結婚。他時不時會嚷著，到底什麼時候才能抱外孫？

每次參加親朋好友的婚禮，被問到這題時我都微笑帶過。整場婚禮下來，我的笑容已經僵硬到不行，長大了還沒成家，似乎很不給爸爸面子。

雖然我也不是那種為結婚而結婚的人，不會因為親朋好友的幾句關心就亂了人生腳步，但不免還是有點自責，爸爸都幾十歲的人了，我還這樣讓他一直等，是不是真的很不孝？

我三歲的時候，就已經能夠獨立唱完一整首臺語歌，因此爸爸超級喜歡我，把我當家族裡的明星。常常帶我去親戚朋友家表演，唱歌、跳舞。

我就像他的活寶，處處討人喜歡，他甚至還帶我去演公視的電視連續劇。他很享受女兒被人關注、受人喜愛的感覺，彷彿是他的偉大作品被人欣賞，心中有滿滿的成就感。

不過，雖然我喜歡表演，但我其實生性內向，在眾人面前演出時總是有點害羞。那時候不懂得怎麼分辨自己的感受，我誤以為是自己並不喜歡表演，加上那時其他親戚的小朋友也開始用不一樣的眼光看待我，甚至排擠我，我就對表演產生抗拒了。一年一年過去，我也逐漸長大，爸爸便很少帶我出門了。

之後有好長一段時間，我都覺得是不是因為我不再是令爸爸驕傲的乖女兒，所以他才會離開呢？是不是我讓爸爸滿意一點，他就會回來了呢？

因為從小跟爸爸都喜歡聽歌，我相當擅長背歌詞，於是對寫作開始有了興趣。我參加校內各種大大小小的作文比賽，因為這是我當時最擅長的事。

我蒐集了好多獎狀，只為了讓爸爸回來時，能夠開心地摸摸我的頭，驕傲地告訴我：「妳真的是我最棒的女兒！」然後，我們彷佛就能回到過去快樂的時光。

。。。

然而事與願違，童年的爸爸依舊沒有回來。

多年後的現在，爸爸終於回來了，但長大成人的我，反而不知道該如何跟他相處。許久沒見，總覺得我們中間多了一道無形的牆，我對他的感覺，就像蕭亞軒的那首〈最熟悉的陌生人〉。

我只記得一些零碎事物，比方說他不愛喝冰的，不喜歡吃胡蘿蔔，出門一定會整理儀容，喜歡藍色，很容易感動，喜歡喝茶，喜歡芋頭布丁口味的生日蛋糕，戒不了菸，很喜歡聽信偏方，相信算命大師……等。除此之外，好像不是很瞭解他的其他面向。

於是我決定接下來的任務，就是重新認識我的爸爸，就像認識一位新朋友那樣。有趣的是，當我從這個角度思考，我開始能把爸爸當做一個「他人」來互動，而不是有責任義務關係的「家人」。**關掉家人這層濾鏡，我也能夠阻擋內心受害者人格的干擾，而較能以客觀的角度看待爸爸。**

於是我練習和他自然而然地聊我的心事，也傾聽他的煩惱。我發現，自己開始能夠同理他的困難、掙扎，也能以朋友的立場給他建議。當問題的難度超出我能解決的範圍時，我就給予足夠的陪伴，讓他知道，無論如何我都會在身邊。

當然，即使再怎麼像朋友，我們的關係依然是父女。儘管已經長大，我的內心深處還是渴望他的愛與認同。

於是某一天，我鼓起勇氣牽住爸爸的手，微顫抖地問：「爸爸……我是你值得驕傲的女兒嗎？」

我本來以為傳統的爸爸會急忙否認，沒想到他不假思索地回答：「當然是啊！」

我用一隻手偷偷擦掉眼角流下的淚，另一隻手繼續牽著爸爸那隻刻著歲月痕跡的手。**即使爸爸過去沒有用我想要的方式愛我，但不代表愛不存在**。現在的我能夠理解這件事。

。
。
。

父母那一輩的人，因為成長環境及教育模式，總是習慣壓抑情緒。他們不懂得大聲說愛，他們的愛是行動派，是讓孩子在充足的物質條件下長大，是拚盡全力讓孩子前往想去的地方，是儘管不看好你的夢想，卻比誰都還要掛記在心。

學會「同理」這個課題，能讓你的心變得柔軟，也會打開你的感知。放下對他人不合理的期待，試著給出多一點諒解，你的世界將會變得更寬闊、更有愛。

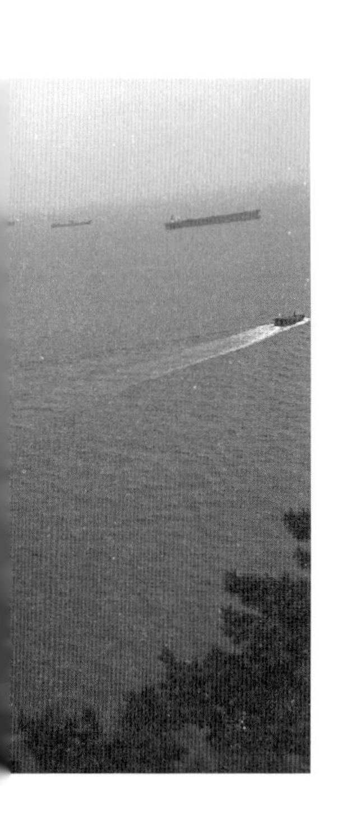

拋開任何成見，
只品嚐故事，不評論對錯。

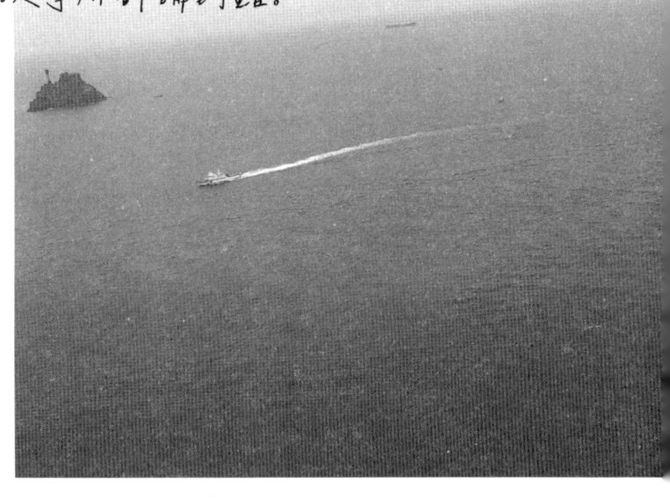

心情歌單
小時候／蘇打綠

Day 14

愛的翻桌

有一天，你的出發點不會是離去的他，
而是因為這就是你，
你為自己準備好的你。

去餐廳吃飯的時候，店員總會快速地翻桌，好讓下一組客人能夠在乾淨的環境裡用餐。有些餐廳很簡單，翻桌得很快。有些餐廳特別隆重，除了基本的翻桌流程外，還要把毛巾摺出一朵花來。

但不管簡單還是複雜，這都是一個很基本、也十分必要的動作。

在愛情裡面，我認為「翻桌」的概念也很重要。

因為曾經被劈腿過，我們帶著不安全感、不信任感去談下一段戀情。因為太過熟悉上一段感情，我們帶著某些習慣去跟下一個對象相處。

往往，會把對方逼死；往往，會讓對方喘不過氣。

他不喝冰的飲料，於是他離開以後，你也還是習慣喝溫的。他喜歡過節，於是他離開以後，即使你單獨一人，也會想著情人節該怎麼過。

他總是神神秘秘，於是新的人出現後，你老懷疑對方是不是東躲西藏。

不管傷痛如何造成，不管習慣如何養成，我們都不該把過去種種當成尺規，比劃著下一位來者。

不公平，也不應該。

你說，但人總會吸取經驗，好比一朝被蛇咬。

我明白。因此重點不該擺在其他人，而應該是你自己。

雖然習慣以及傷痛，來自於那些賞了你兩巴掌就匆匆離去的過客，但你無須追著他跑，也不必過於防備來人。你需要一些時間去進行「愛的翻桌」。

別把前任留下的垃圾擺著，帶進現在的關係裡。就像餐廳收拾完桌面再迎接下一組客人，在開始一段新關係之前，我們也應該把自己歸零。

翻桌的過程、時間的長短沒有一定，但你必須這麼做。你會透過這樣的方式，找到真實的自己。

你開始喝溫的不是因為他不愛喝冰飲，而是因為你覺得很健康。

你胡思亂想不是因為他躲躲藏藏，而是你天馬行空，想像力豐富，有時甚至還會笑自己怎麼那麼會想像。

有一天，你的出發點不會是離去的他，也不會是還沒到來的他，而是因為這就是你，你為自己準備好的你。

就像餐廳老闆準備好的那張桌、那張椅。

不管需要多少時間，請把自己的心整理乾淨。每一段感情都是嶄新的，要用全新的心態去面對。

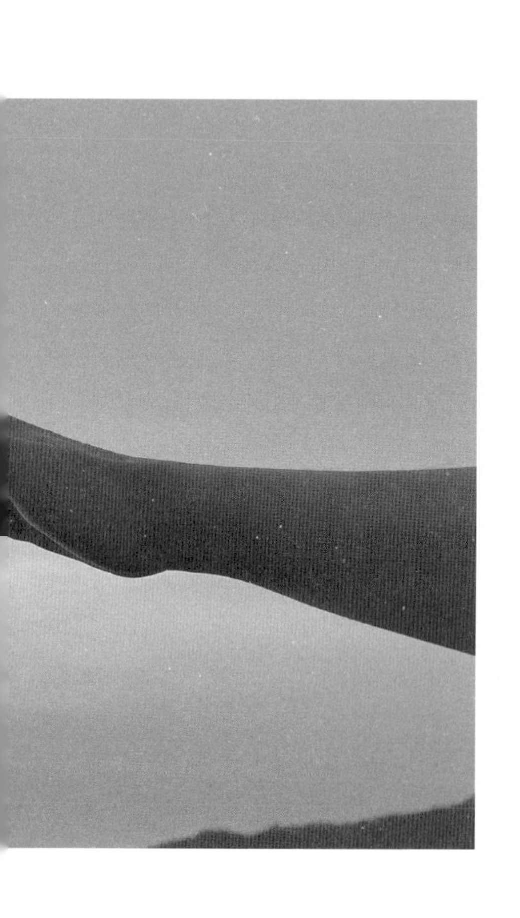

不管傷痛如何造成，
我們都不該把過去種種當成尺規，
比劃著下一位來者。

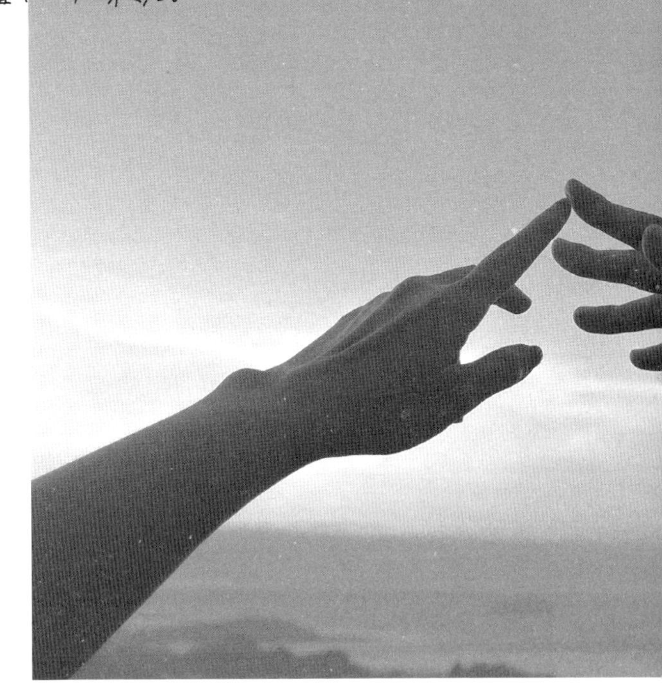

心情歌單
遇上愛／楊丞琳

Day 15

在感情的世界，練習把心打開

我們最常犯的錯誤，就是急著被理解，
卻忘了理解你眼前這個人。

談了幾場戀愛、狠狠地失戀幾次之後，我偶爾還是會想起彼時的狼狽。也意識到過去幾段感情之所以結束，其實並非彼此不合適，或對方是個爛到不行的渣男，**而是缺乏一件很簡單、大家都會講，卻很少人能確實做到的事：溝通。**

有人說，愛情是兩人共同的妄想。也許我們都把自己對理想伴侶的想像，加諸在另一半身上，而未能認識對方真實的樣子。但溝通，必須是兩人以誠實的想法交流，勢必會打破這層粉紅泡泡。被迫直視現實的感覺很不好受，我想這就是許多人只求談個開開心心的戀愛，一談到溝通就避之唯恐不及的原因。

。。。

我在一段關係中，通常是個焦慮型戀人。情緒敏感，經常為了保護自己，而用攻擊或過分防禦的話語來傷害伴侶。

就像刺蝟一樣，即使伴侶只是客觀地提出我的問題，本意是想讓兩人關係能夠改善，我卻總是覺得對方在針對、貶損自己。在對方說完之前，我的刺就已經通通豎起，同時耳朵也關了起來。不管對方的話再有道理，我就是沒有要理性溝通，也沒有要反省自己的問題。

看起來自尊心很高的人，其實本質上相當自卑。於是我只能用攻擊的姿態，狐假虎威地壯大自己的聲勢。我害怕一旦開誠布公地溝通，我的所有缺陷都將無所遁形，對方也會對我感到失望，最後離我而去。

在和某一任男友相處時，我們每次溝通都以大吵一架作結，也許是我的回應讓對方感到疲憊，他也漸漸變成逃避型戀人，開始喜歡自己一個人勝過我在身邊，不願面對問題也不願討論，漸漸不太跟我分享自己的事情及感受。當我試圖拉近彼此的關係時，他就會想要逃跑。

他離開的那一天，我很沒有真實感，就像是聽聞一位許久不見的朋友去了遠方。這時我才驚覺，我是如此習慣他對我的冷淡，而彼此心的距離竟然已經這麼遙遠了。

我還是撥了通電話給他，心裡想著，他會不會接起來，用和往常一樣的口氣說著，這一切都只是場玩笑，是他精心策劃的鬧劇。

但我心裡明白，爭吵與沉默都會傷人。在這段感情中也遍體鱗傷的他，不可能再回來了。

他沒接電話，也不打算回電。只回傳了訊息說他在忙不方便接聽，請我文字留言給他。我打了一小段，刪刪改改，最後仍然沒有送出。

。。。

某位心理學家說過，有兩種人是分不開的。一種是相敬相愛，另一種則是怨偶。

就像一個鍋配一個蓋，一個人追一個人就跑。你跑不累，我追不膩，即使沒有交集也一直追逐著。

回想這段感情，他的若即若離，讓我患得患失，變得缺乏安全感。即使這一切的源頭正是我自己，我依然選擇繼續逃避。而我用來消滅這些自我懷疑及恐懼的安慰劑，便是在每次爭吵後，委屈地求和，只為得到表面上的和平與原諒。

大家都說小別勝新婚，尤其是爭吵過後又和好的瞬間，那種失而復得的感受，就像在兩人之間加了一滴興奮劑，變得更加渴望對方，也暫時忘記難受的爭吵。

那瞬間得到的在乎，讓我上癮，甚至以為有這樣的愛，就什麼都沒問題了。

然而，這並沒有解決那些關鍵的核心問題。**只要我依然是隻刺蝟、依然用恐懼把心封閉起來，同樣的場景將會一再上演。**

我的內心並不相信對方愛我，也不認為自己值得被愛，因此只能透過一次次的爭吵、和好，來證明對方是在乎我的，我確實是被愛的。**只是，以不安及恐懼為糧食的愛情，終究無法走得太遠。**

。。。

其實吵架沒有誰對誰錯，或許也可以是一種溝通的方式。然而，要好好溝通，有一個很重要的前提，**那就是先「傾聽」對方。**

爭吵時，我們常在一來一往的唇槍舌戰之間，忽略了對方的感受。兩個人在各自的頻率上朝對方丟話，卻從未注意對方有沒有辦法接收，以及自己有沒有真正理解對方在講些什麼。

我們最常犯的錯誤，就是急著被理解，卻忘了理解你眼前這個人。比起一味地傾訴，彼此更需要的是「傾聽」。

每個人心中都有一座花園，溝通的過程，就像是帶著對方逛自己的花園。向對方敞開自己的花園時，你也許擔心花朵不夠芬芳、枝葉不夠茂盛，可能有些雜草叢生的角落，你還正在慢慢清理。你也許害怕對方看見花園不夠完美，便會扭頭就走。

你的恐懼很真實。如果因此把心封閉，不讓任何人進入你的花園，的確能夠保護你不受傷害。但是，唯有把心打開，才能夠真正開始聽見別人的聲音，讀取他人意見裡的真心誠意，不帶任何濾鏡地去理解他人。

在感情的世界，練習把心打開。**傾聽與理解，正是有效溝通的前提，也是維持一段感情的必經之路。**

輯　四

領悟

失去後的旅途，
也可以風光明媚

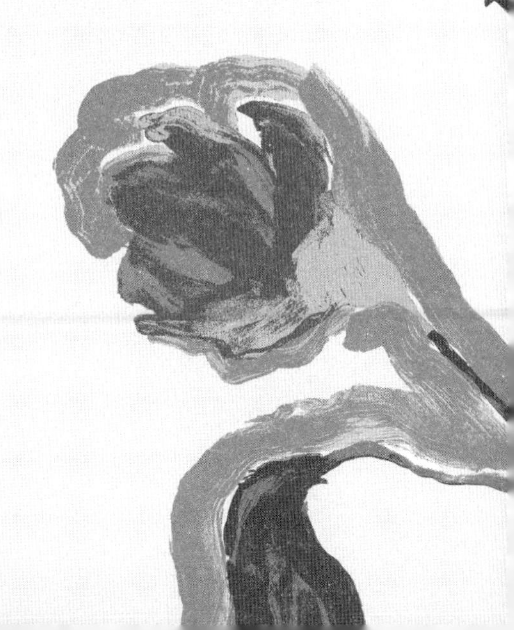

Day 16

感情裡的每份體貼，都不是理所當然

你唯一要去做的，
就是理解對方真實的樣子，
並打從心底，感謝對方為你所做的一切。

你覺得愛情的關鍵是什麼？

回望過去，每個時期我都有一個「最喜歡」的人。不同年紀在意的條件、欣賞的類型都不太一樣。至今交往過的人當中，我印象最深刻的有三位，分別代表了我在生命的不同階段，所注重的愛情關鍵。

第一位是我表哥的高中同學。當時我才國中，正值情竇初開的青春期。有天，我在網路上瞎晃的時候，看到表哥同學的照片。一看驚為天人，怎麼有這麼帥氣的男孩！我立刻一見鐘情，然後就這麼鍾情了好多年。

這時，要成為最喜歡的，似乎只要「外表對了」就足夠。

第二位是朋友的朋友，那時我上了大學，對於愛情沒那麼陌生了。他是一位浪漫無比、既神秘又陽光，而且性格細膩的男生。

我見了他兩次面，就無可自拔地喜歡上他，而且是很深的喜歡。

我為了他流了很多眼淚，也做了很多努力。

我喜歡他帶給我的感覺，卻說不上來到底是哪裡特別，也可能是每次他出現時，月亮都特別圓、天氣特別好、風也格外舒爽吧？

那時候，要成為最喜歡的，似乎只要「感覺對了」就對了。

第三位，是三個我印象最深刻的人當中，最特別的一位。我們的工作性質很相似，因此總是有說不完的話題。

學生時期，身邊有許多年紀相仿的同儕，和我們一起度過大半時間。總是有共同話題，大家的價值觀也差不多。

進入社會後，同事不是同學，要顧慮的事情變多了，加上工作環境及生活圈的不同，也讓曾經無話不談的我們漸行漸遠。不同圈子的人無法理解你，同圈子的人你又無法訴苦，因為很容易傳到別人耳中。

越來越孤單的我們，經常覺得似乎沒有人懂自己。當心靈找不到出口，我們就容易迷失、也容易陷入憂鬱。

此時，若遇見能夠暢快談天的人，似乎就像在黑暗的海面發現一座燈塔。你覺得，他就是那個能夠理解自己、帶自己脫離孤單處境的人。於是你義無反顧愛上了他。

這時，要成為最喜歡的，似乎只要「頻率對了」就可以了。

遇到這樣的人，就像在異地巧遇同鄉人，那種驚訝又熟悉的感受，會讓我們特別想要珍惜。

。。。

但要談一段長久的感情，哪是「外表」、「感覺」、「頻率」三個都對了，就保證一個幸福快樂的結局呢？

其實，這三個因素都比較像是吸引你進入關係的契機，僅僅是起點罷了。而真正的考驗，在於建立穩定關係之後。

就像一間企業，不是開了公司，就會有源源不絕的獲利。相反地，要在競爭激烈的市場、瞬息萬變的世界局勢中站穩腳步，經營者必須非常用心。對外得留意環境的變動，對內則盡力留住優秀人才。如果只是放著不管，也難逃失敗倒閉的命運。

感情也是一樣的道理，許多人會想著，交到男女朋友後，總算可以鬆一口氣了吧？我要說你錯了，**伴侶不是戰利品，進入一段關係，代表著你必須承擔一份彼此對等的責任。而那份責任，就叫做「經營」**。

光看字面，很多人可能會誤會，好像談個感情也有KPI，而衡量是否有好好經營的標準，是每個節日都有燭光晚餐、是每天睡前說點甜言蜜語、是他傷心時你隨時聽他傾訴……等。

這些舉動當然都很好，但不是必要，也不用把它們當成感情的義務，有意願再為之就好。

我覺得經營的關鍵，在於**「尊重彼此都是獨立個體」**，不要把對方的付出視為理所當然。他在你生日時精心準備禮物，是因為他的貼心，不是身為你的伴侶，就應當這麼做。

很多人認為，經營就是努力「去做」些什麼，就像營運公司一樣。但我認為，**感情的經營反而要努力「不做」，學著放掉過往緊抓的事物**。

很多人喜歡用以下這個句型：「他沒做到×××，就是不愛你」、「如果他愛你，怎麼會×××呢？」於是，你也執著起這些表象行為，甚至在他沒有達到你的期望時，自顧自地懷疑起來，最後演變成情緒勒索，讓兩人都墜入痛苦的深淵。

進入一段關係，會讓人產生某種錯覺，彷彿兩個人就此融為一體。但你要記住，你們始終是獨立的個體，你也不應把自己該背負的責任、該解決的情緒加諸在對方身上。**也不要為了滿足自**

己，而一味要求對方付出，卻從來沒有感謝或回饋。

「不做」的經營哲學聽起來簡單，做起來卻頗有難度，需要你有意識地實踐。不要再過度執著、不要再推卸責任，不要被外在聲音蒙蔽。

你唯一要去做的，就是理解對方真實的樣子，並打從心底，感謝對方為你所做的一切。我想，這就是感情最重要的關鍵。

心情歌單
愛我的每個人／任家萱

Day 17

人生只有一次，就活成自己喜歡的樣子吧

若還期待自己的委屈求全，
有一天能開出幸福的花朵，
那不過就是欺騙自己、傷害自己罷了。

過去的我，對「真愛」這個概念相當執著。執著到即使在關係中受到委屈，還是會選擇隱忍。

我曾經交往過一個不太適合的對象，遭受許多不合理的對待。當時家人朋友都拚命勸退我，可我完全聽不進去，反而覺得那是一道試煉，過了難關就能抵達幸福結局。

我心想，一定要堅持到最後，證明給你們看。

被對方家長瞧不起、狠狠羞辱了，我忍。對方控制欲超強，緊迫盯人不准我離開他身邊，我再忍。幼稚不成熟沒夢想又是媽寶一枚，我還是忍了。

在被對方多次傷害後，我還是不願離開。我想著，離開了，不就代表我的堅持毫無意義嗎？

委屈了好長一段日子之後，我漸漸變得憂鬱，對一切失去興趣，也沒有了胃口，甚至笑不太出來。我懷疑自己是否真的被愛，即使眼前這個人口口聲聲說愛，我也絲毫感受不到。

跟他交往的那段期間，我覺得自己好像生病了。

我不太在乎自己的想法，也失去了以往的自信。內心時常感到孤單，只想要有人來愛我。我變成了一個缺愛的人，喪失了自愛以及被愛的能力。

最後，我們還是分開了，這段感情敗興收場，雙方鬧得不歡而散。雖然我因此嚴重內傷，但我知道，離開他之後，傷口似乎正以緩慢的速度復原。

有次跟朋友聚會，她說：「怎麼妳這次分手，感覺像是鬆了一口氣啊？」

是啊，我確實鬆了一口氣。

因為我再也不用強忍著照顧這朵畸形的花，只為了證明自己所選沒錯。

。。。

從小，我們就習慣聽大人說「要把吃苦當吃補」，以為任何不好的感受都應該忍耐，因為最後總會有豐盛的收穫。

於是談戀愛之後，我們也不自覺把這樣的信念帶到關係裡。把錯愛當真愛，一廂情願地認為，現在的痛苦都是在為未來的美好結局鋪路。

但人跟人之間的關係不是這樣的。你們可能花了很多力氣磨合，卻還是有道跨不過的坎。你們也許價值觀契合，但對未來的想像產生分歧。你們雖然擁有同樣熱愛的興趣，生活習慣卻實在相差太多。

因為種種原因，你開始在關係中感到委屈、疼痛。但愛情如此可貴，你也捨不得放手。

但我想告訴你，感情與他人無關，你需要的是對得起自己。

為了證明自己選擇無誤、或因為覺得可惜，而死命抓著一段枯萎的愛情，任自己在其中凋零，那是最笨的。

誠實面對自己，該放手時就放手吧。若你不懂得愛自己，還有誰會懂呢？

人生這臺列車不斷向前行駛，你在這站偶然遇見了他，也許下一站就和他道別。形形色色的人在你生命中來來去去，不變的是你的人生始終是自己的。

正因如此，若他人的終點與你不同，又何必糾結？

。。。

現在的我，已經放下對「真愛」的執念。我瞭解到有些事情，並不是時間夠久、或只要努力就能解決的。

若還期待自己的委屈求全，有一天能開出幸福的花朵，那不過就是欺騙自己、傷害自己罷了。

人生只有一次，為別人而活太浪費，就活成自己喜歡的樣子吧。

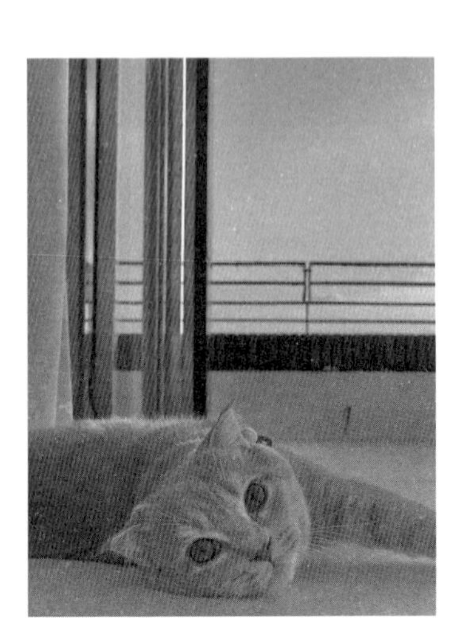

感情與他人無關，
你需要的是對得起自己。

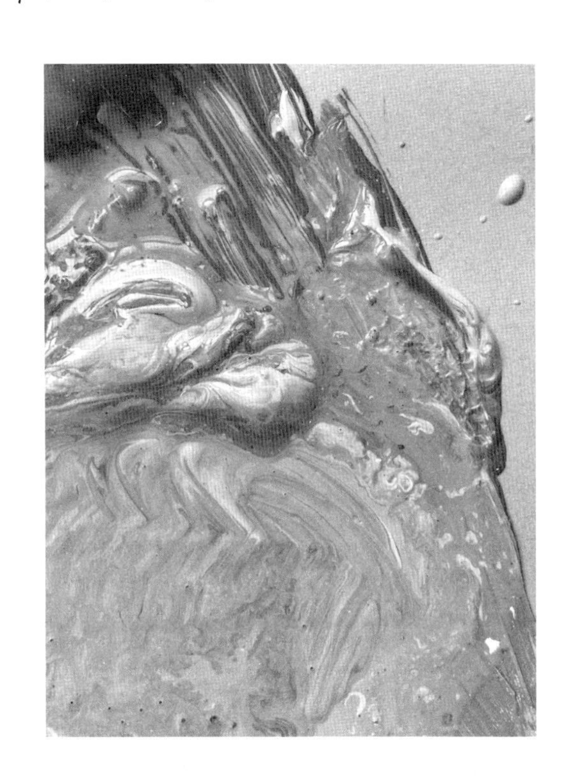

心情歌單
多花一點時間療傷／品冠

Day 18

所謂的適合，就是那份「默契」

我們很像，但我們還是不一樣。
即使我們很不一樣，
我還是願意體諒。

我有一位很要好的高中同學，在她很小的時候，爸媽就離婚了，她和哥哥一起跟著媽媽生活。哥哥雖然大她許多歲，但總跟著外人欺負她，因此，她從小就很缺乏被呵護、照顧的感覺。

以前我們還在上學的時候，她總喜歡那種看起來有點霸氣、凶狠的男生，最喜歡的男藝人是伍佰、李玀，這樣大家應該可以想像她喜歡的類型了吧？

最後，她和第一任男友步入了禮堂。他是一位不太說話，也不太愛笑的男子，年紀大我朋友十幾歲。他們結婚的時候，她才二十歲。

我問她：「妳喜歡他什麼地方？」她甜滋滋地回答：「我喜歡他總是默默把事情做好，而且一絲不苟。別人通常只會覺得，這個人怎麼那麼可怕，但我好喜歡他私下在我面前像個小孩一樣。」

噢！我懂了，她喜歡的，是他獨留給她的鐵漢柔情。有一句話是這樣說的：如果你給我的，和給別人的是一樣的，那我就不要了。這句話正印證了他們的愛情。

因為他對她的態度，和對待別人很不一樣，讓她有種被重視、被信任、彷彿自己真的很特別的感覺。她覺得他們倆是天生一對，「我從小缺乏的東西就在你身上找到了，我們是注定要在一起的。」

然而，幾年後，他們離婚了。

這次我依舊問了原因：「妳怎麼不愛他了？」她既氣憤又無奈地告訴我：「我真的受不了他一回到家就不講話，跟他說什麼都沒反應，整天一副死氣沉沉的樣子。念他兩句他甩門就走，完全不管我跟孩子，或完全不跟我接觸，只想打電動。我每天顧孩子就已經夠煩了，為什麼他都四十好幾了，還那麼不成熟，像個小孩一樣？」

「其實他沒什麼變。妳一開始就是因為他話不多、在妳面前像個小孩，才愛上他的，不是嗎？改變的人，其實是妳。」我聽完之後，說出這個結論。

。。。

我認為，人會改變是再自然不過的事情。但也有很多方面，其實是很難改變的，就像宇宙運行法則一般難以撼動。

每個特質都有正面及反面：頭腦清晰理智的人，你或許覺得他太過冷血；樂觀知足的人，你或許覺得他不夠有理想抱負；孝順聽話的人，你或許覺得他不夠有主見；善良有同理心的人，你或許覺得他不夠果斷。

每個你曾經欣賞過的，或許哪一天也會成為你最討厭的。不是他變得討厭，而是你開始不懂得欣賞。

一道菜裡總會有你不喜歡的配料，**但選擇伴侶這件事，不像品嘗料理那樣可以挑著吃，而是不管好不好吃，你都得吞下去。**如果一開始你只吃喜歡的部分，到最後，你仍然看那些討厭的菜色不順眼，只會想整碗倒掉，全盤放棄。

以前，我認為所謂的適合，就像是拼圖，我缺一塊，而你剛好補了我那一塊，湊在一起成為最美的風景。但後來我才發現，**所謂的適合，是彼此有「默契」。**

我認為古人說的「門當戶對」自有它的道理，並不是只用很現實、很物質的層面去解釋這件事，我想說的是，**兩個人「三觀」——世界觀、價值觀、金錢觀——是否契合？**

雖然不可能在一模一樣的背景下成長，但人生閱歷著實會影響一個人的性格養成。

好比我讀藝術，你學設計，於是我們對於「美」都很追求；我的媽媽辛苦地獨立把我養大，你也是，因此你懂得我對媽媽有濃厚的依賴以及感恩之情；我的家庭教育我，想要的得自己爭取，而你剛好也是，因此我們都很有自己的想法、目標。

就是這些成長過程中的點點滴滴，造就了今天的我，而你剛好也有相似的成長軌跡，於是我們有了「默契」。而這默契的神奇點在於，我們明明才剛相遇，但你彷彿是世界上另一個我，很多話我不需要說得太多、太明白，你也都能懂。

人的相愛需要默契，要長久地相處、陪伴彼此，也需要默契。

時間在走，人總會改變。如果新事物給了我新的領悟，你卻不能和我共享相似的感觸，並一同成長，那麼慢慢地，我們或許就會漸行漸遠了。

。。。

感情就像兩人三腳，我一隻腳給你，一隻腳給自己。給自己的那隻腳，就像我們各自成長的空間，即使我們在不同的地方，也以相同的速度往前邁步，我的成長剛好跟得上你的成長。而綁在一起的那隻腳，雖然看似是給了你，但實際上是給了「我們」。所以我們要配合彼此的輕重緩急邁開步伐，否則一不小心就會拉扯失足。**好比兩人相處時，我們總要在「做自己」以及「為了彼此」之間小心平衡著，而不能只是要對方配合。**

所謂的適合，我想，不是找一個互補的人，也不是找一個相似的人。**而是我們很像，但我們還是不一樣。即使我們很不一樣，我還是願意體諒。**

這就是我與你的默契，我們的默契。

Day 19

分手時，沒有藝術也沒關係

愛的人都在自己身邊，
不愛的人就算不復相見，
也心存感謝。

兩人還在曖昧之際，以及進入一段關係時，我們很容易就能感受到愛情如藝術般的創造力與活力。

你們也許兩情相悅，不知不覺就默默走在一起了，誰也沒有開口說出自己的心意，但此時無聲勝有聲，這默契是情定的原因。
也有偶像劇般的浪漫情境，比如滑翔翼從天空降落你面前，他從上面跳下來大喊我愛你。
又或是夜色朦朧之際，不經意的肢體接觸，讓兩顆心臟在安靜的深夜怦怦跳著。瞬間彷彿有股強烈電流通過全身，你被這種感覺深深吸引。
而兩情相悅本身就是奇蹟，經營感情就像一起作畫，我們把名為珍惜、體諒、包容、理解、負責、堅持這些不同色彩的顏料，仔細調色、上色，一起創作出彼此滿意的美麗畫作。

○
○
○

於是我想，分手是否也有藝術呢？有沒有一個方法，可以不傷害自己與對方，全身而退的分手藝術？

我經歷過的分手現場，大多都是沒能好好告別、甚至還有兩敗俱傷的。我遇過聖誕節當天傳訊息說要分手的人，也遇過跟我分手後，馬上無縫接軌的人，甚至還遇過分手後試圖尋死的人。

大部分被分手的一方，都沒辦法原諒提出分手的人，不管你絞盡腦汁想了多少方式，分手的現場，依舊還是殘忍的、難堪的。

就連我最溫和的一次分手，都還是逃不了這樣的命運。

那任男友是個非常體貼的人，但當時因為彼此年紀都太小，有次大吵一架後對方說要分手，而我也賭氣答應了。

分手後過了好一陣子，他後悔了，想要復合，於是約了我見面。碰面那天，他捧著二十七顆他親手做的蛋塔來送我。

我們交往時，很喜歡在週末一起做些簡單的料理，像是馬鈴薯沙拉、咖哩飯等。一起做菜的感覺很美好，有共組家庭的畫面感，那是當時的我所嚮往的未來。我渴望擁有一個自己的家庭。

有一次，我看到網路上有人分享自己動手做蛋塔的影片，我超喜歡吃蛋塔，瞬間眼睛發光，馬上提議要跟他一起做做看。但那時他嫌麻煩拒絕了，後來過了很久，這個願望也一直都沒有達成，就這樣留下了一個小小的蛋塔之憾。

分手後見面那天，我看到他誠懇的雙眼泛了一點淚光，手上還捧著這麼多的手作蛋塔。說實在的，當下我十分感動，但是也覺得可惜了。

可惜他一氣之下說分手，可惜這一顆顆手工蛋塔包裹著他滿滿的心意，但我們現在分開了，我已經走遠了，對他的感覺也找不回來了。

我沒有答應復合，但他的心意我還是收下了。

他眼眶泛淚地離去後，我們再也沒有聯繫了。這對我來說，是最溫和的一次分手，但那是從我的視角來看。**或許站在他的角度，他依然是受傷的、痛苦的。**

。。。

回到那個問題：分手是否也有藝術呢？

在一起時，我們構建著未來，把對方納入自己人生的規畫之中，期待著往後能朝同一個方向前進。彼此的生活都有對方的身影，在心裡也留著特別的位置。

正因如此，分手這件事，想必一定是帶著眼淚的。曾經，彼此就像揉在一塊的黏土，現在要硬生生拉扯開來，雙方一定都會感到疼痛無比。

我們總心疼被分手的那方，而責難提出分手的那方冷血無情，**但**

主動提出分手，並不代表就不會受傷。他也許在一次次磨合過程中感到疲憊無力，即使仍然愛著對方，卻也清楚知道兩人沒有未來。於是寧可承受撕心裂肺的痛，也要還給彼此自由。

我想，**分手根本沒有藝術可言，因為無論如何都會令人心碎。**

但經歷那心碎的感受，也是愛情的一部分。別因為這樣，就急著拋下那些曾經的點點滴滴。忘了並不代表不會痛，而是隨便用一塊布，蓋住正在淌血的傷口。更何況，你還有許多過往的甜蜜回憶，可以好好收藏啊。

分手時沒有藝術也沒關係，就算粉身碎骨也不打緊，因為你知道經歷這場痛後，肯定會變得更堅強美麗。**最痛苦的都已經過去，我們只需準備好迎接下一篇精彩故事。**

而這精彩的故事，不外乎就是有目標可追求，有喜悅可感受，有地方可付出，**愛的人都在自己身邊，不愛的人就算不復相見，也心存感謝**。

我想，這就是分手最大的藝術。

心情歌單

可惜不是你／梁靜茹

Day 20

失戀快樂，祝我快樂

當你發現自己不再流著淚醒來，
而是充滿期待與盼望，
你就知道自己已經重生。

記得國中的時候，班上有位女同學，長得甜美可人，異性緣也很好，身邊總不乏追求者。那時候，我們放學總會一起走回家，一路聊著她大大小小的愛情軼事。

有天，她失戀了。對那時才國中的我們來說，失戀彷彿是全世界最嚴重的事。我有好一陣子都看不到她甜甜的笑容。當時立刻有好幾位男同學等著補位，每天不是搶著幫她做打掃工作，就是搶著一起抬便當。

「分手快樂，祝妳快樂，妳可以找到更好的。」有天晚自習過後，我在回家的路上，淺淺地唱著，而她默默地聽著。

暑假過後的開學，我看到她變得不一樣了，眼神發光、氣勢凌人，彷彿重獲新生。

「妳發生什麼好事了嗎？」我不解地問。

她淡淡地回了我：「我要找到更好的！」

接著，她積極地把每個男同學都輪著考驗了一遍，然後從裡面挑一個最喜歡的。

十幾年後，她結婚了。儘管最後的新郎，不是任何一位曾經爭風吃醋的男同學，但婚禮進行時，某位以前喜歡過她的男生，小小聲地跟我說：「我到現在還是很喜歡她，祝她幸福。」

不得不說，我真的很佩服這位女同學，即使結了婚，依舊令他們念念不忘。

而現在，換我失戀了。我打開 Spotify，重複地播放著失戀經典情歌〈分手快樂〉。我喜歡一邊聽歌，一邊看著歌詞，讓自己完全融入歌曲的情境裡面。

梁靜茹用甜美獨特的嗓音唱著：「分手快樂，祝妳快樂，妳可以找到更好的。不想過冬，厭倦沉重，就飛去熱帶的島嶼游泳……」

我不明白，分手真的能快樂嗎？

我總是在白天、夜晚，在那些數不盡的時時刻刻，浮現熱戀時兩個人開心的畫面。一起去滑的那場雪、一起去的那個遊樂園、一起在寒冷的天，手牽著手取暖，沿著街道散步。

無論天氣好或不好，有你，我就很好。我真的有辦法放下這些開心美好的回憶嗎？

。。。

人之所以會有遺憾，之所以無法放下，是因為我們對於未完成的事情總會有種執念。在心理學上，稱為「蔡戈尼效應」（Zeigarnik effect）。它指的是人類天生就有「做事一定要有始有終」的內在驅動力。

假設你現在拿起筆畫一個圓圈，最後卻刻意不畫完，留下一個小缺口。這時，你再多看它一眼，你還是會有種衝動，想把這個缺口補起來，讓圓完整。

但當你在進行一件事情時，也有可能明明還沒做完，卻早已拋到九霄雲外去，那是因為你想要完成的動機已經得到滿足。

例如，心情不好的時候，我就會想逛街買東西，但一直買下去也不是辦法。後來我就改成逛網拍，因為把商品加入購物車的那瞬間，我就感覺我買到了。當下想購物的欲望被滿足，即使沒有結帳，也能有相同的效果。

反之，在沒被滿足的情況之下，人們一定會執意要做完。

蔡戈尼效應有時也會讓人走向極端，要嘛永遠都不想完成，要嘛就是非得一口氣做完不可。

一端是過分強迫，事情沒完成之前，絕對緊抓著不放，此時你心中只有眼前這件事，其他事你都不在乎。另一端則是瘋狂找理由，事情凡能拖則拖，而且一想起待辦事項，壓力就會超大，你也因此永遠無法完成任務。

就像你跟他的感情走到盡頭，雖然狀態一樣都是未完成，但你死抓著不放，而他早已走遠。在你心中，因為不甘於沒有結果，你渴望的事物未能得到滿足，而執著地想讓這段感情繼續苟延殘喘下去。

。。。

我們時常對愛情產生不切實際的幻想。但當你見識到現實有諸多無可奈何，當期待一一落空，就成了遺憾。

愛情總伴隨著遺憾，而遺憾總是難以放下。

或許遺憾之所以那麼美，是因為人對於未發生的事情，總是抱著

過度美好的想像。

我們想著：如果不分手的話，說不定就能手挽著手步入禮堂，生幾個漂亮健康的娃兒，跟他的家人相處融洽，每個週末都安排溫馨的家庭旅遊。一家人能在天氣正好、陽光燦爛的午後，曬著日光浴、遛著狗，看著孩子在草地上奔跑的樣子。

我們總是想著那些沒做的選擇，會不會才是最好的答案？即使你們已經為了生活中的摩擦、彼此的心結不斷爭吵，但因為你怕這段感情半途而廢，還是把自己封死在傷痕累累的關係裡。

那份想要結果、想要圓滿的執念，讓你無法看清眼前的狀況，無法放下這段已經走到盡頭的感情。

我知道分手的時候，任誰都會害怕。你怕自己再也找不到更喜歡的人，也擔心自己會不會孤單終老，未來的道路只能獨自前行。但有一天，這份恐懼都會散去，因為時間會往前走，你也會往前走。或是說，你不得不走。

「我勇敢看明天的模樣，不管未來會怎樣。沒結果的故事才最美，最不容易讓人遺忘，那就像是生命裡的點綴，留在那一天閃亮。」

我很喜歡梁靜茹的這首〈兒歌〉，沒結果的故事確實比較美。**而那遺憾之美，幾年後回頭看，就像點綴在你人生中的星星，即使早已遙不可及，卻依舊閃閃發亮。**

你會遇見新的人、看見新的風景、去新蓋的樂園、滑新的雪，你不會永遠停留在原地。像是那些失戀情歌，儘管抒發感傷的情緒，但其實都暗藏對未來的盼望、對嶄新邂逅的期待。

擦乾眼淚後，你會用更清澈的雙眼來面對世界。

。。。

就像電影《曼哈頓戀習曲》的女主角Greta，前男友外遇後想求復合，她也以為自己能夠重新接受。但最後她發現，他們已經不是以前的靈魂伴侶，他變了。儘管放下的那一瞬間心如刀割，卻也同時卸下了重擔。

從此以後，她不需要再想著他，不需要對他念念不忘，不需要感到有所遺憾。從今天開始，她要擺脫他的陰影，去走新的路。

而你也是。也許你尚未學會失去，也還沒學會放下。只希望你記得，餘生很長，不需要過度沉溺在遺憾的感傷，或執著於讓自己遍體鱗傷的愛情。

試著把心鬆開，接納新的事物。有一天，**當你發現自己不再流著淚醒來，而是充滿期待與盼望，你就知道自己已經重生。**

分手不會快樂，但度過這場暴風雨後，祝福你往後的日子，幸福快樂。

擦乾眼淚後，
你會用更清澈的雙眼來面對世界。

心情歌單
分手快樂／梁靜茹

Day 21

無論幾歲，都要好好體會戀愛

即使會受傷，那又何妨？
至少你愛過、至少你精彩過。

十幾歲時談的戀愛，那時不懂什麼是愛。
我們偷偷看著心儀的男生，巧遇時害羞地快速走過，
沒有敢於追愛的勇氣。
第一個男友不是最喜歡的，只是剛好他喜歡你。

你覺得他還不差，看得順眼，也算貼心，
就這樣糊裡糊塗地在一起了。

約會時總為了穿什麼而想破頭，
也害羞不敢在對方面前吃東西，
甚至不太習慣有個人是你的男朋友，
睡前說晚安的訊息也足以讓你做個美夢。

對你來說戀愛是什麼？
嗯……或許是青澀的味道吧？

二十幾歲談的戀愛，
或許你已經是社會人了，
對於金錢開始有了概念，

看電影吃飯這些小事，如果對方請客，
你會覺得他或許是一個慷慨的人。

你開始在乎安全感，
在乎他能不能照顧你，
你擔心他媽媽不喜歡你、兄弟姐妹好不好相處。
你開始學習做菜，想像著有天能跟他組成家庭。
你也開始想著，幾歲要結婚、幾歲要生小孩、
結婚後要住哪裡、要拍怎樣的婚紗、在哪裡辦婚禮。

或許他有點木頭，
工作也沒什麼野心，
但真的很愛你，

因此你相信他會是一匹黑馬，總有一天出人頭地。
又或者他會是你的白馬王子，
從此寫下幸福快樂的結局。

也可能身邊的人都叫你多看看，
但你捨不得，你想著他那些小小的好。
你想著，或許未來沒有人能像他這樣對你，
他會帶你去吃你喜歡的餐廳，
會幫你拍幾張不怎麼好看的照片，
你的撒嬌鬧脾氣他都試著包容。
你告訴自己，人生也沒多少選擇，
如果這樣過一輩子好像也可以。

對你來說戀愛是什麼？
嗯……或許是一個能夠避風的安全港吧？

三十幾歲談的戀愛，
你開始懂得人生到底有多長、
也到底有多短了。

長得讓你害怕未來的改變，
短得讓你擔心自己會將就，
所以你開始舉棋不定。

你很難遇到真正喜歡的人，
不是太挑剔，而是你已經開始看得清楚。
你能從他回訊息的時間判斷他是否有女友，

也可以從講話的方式瞭解他的成長背景，
看他的指甲就能想像他家是否整潔。

你不想將就，但你很寂寞。
你曾想過是不是自己真的太挑，
可是你無法假裝看不到。

因為你已經長大，你懂得太多了。

你開始變得不好取悅，甚至連你都不知道如何讓自己開心。
因為你把自己照顧得太好，老實說已經什麼都不缺。
渴望的東西太少，而且又太難得到。

夜深人靜時你想著，我是否這輩子都不會幸福了？

我是不是被幸福遺忘了？

你懷疑自己生活圈太小，
你嘗試新的興趣、參加不同活動、朋友的局你也盡量去。
可是你總看得太清楚了，你找不到你要的幸福，
你也知道那些都不是你要的幸福。

或許你會想起二十幾歲時交的男朋友，
如果那時沒有分手，是不是現在早就結婚生子，
不像現在只有自己。
但想了十分鐘後你甩甩頭，
想到他那個討人厭的妹妹或難相處的媽媽，
你還是鬆了口氣。

你把自己想要的條件列下來，
不知不覺竟然列了三十幾項，
你斟酌著要刪除哪幾項，但發現你樣樣都在乎。

或許好不容易交到男朋友了，
你又發現人生實在太長，而人的變化又實在太快。
你懷疑天長地久這句話根本就不存在。

你常常想著，
他會愛我多久呢？
甚至懷疑自己能夠愛他多久？
你知道兩情相悅得來不易，
所以開始小心翼翼。

這次你懂得珍惜。

對你來說戀愛是什麼？

嗯……或許你明白童話是童話，而現實是現實。

十幾歲無法體會三十幾歲的心態，

但無論幾歲，你都要好好體會戀愛。

即使會受傷，那又何妨？

至少你愛過、至少你精彩過。

無論如何，也別懷疑愛的存在。

即使回頭想想，這段感情只有讓你感動那一秒鐘。

那也是愛的痕跡，也都值得。

心情歌單

突然想起你／蕭亞軒

後記

「妳在寫的是什麼主題的書？」

每當有朋友這樣問我的時候，我總回答：「一本關於失戀的書。」

因為失戀真的太痛苦了，所以我希望能夠寫出一本「走出失戀公式」的書。平常我屬感性，但面對問題，一直以來我都傾向走理智路線，喜歡找方法解決。

我想，數學有既定公式能解題，那麼，是不是失戀這件事也有一道公式，可以讓人照著一步一步解題，就一邊漸漸走出來呢？

數學有數字可以簡化語言，但失戀沒有什麼失戀文，為了能夠更清楚地呈現這套公式，我反反覆覆地修改了好多次，截稿日也因此往後延了數個月（真的非常謝謝編輯小玉的耐心等待）。

撰文一年多期間，我試過用各種不同的筆法，去描述我的失戀奇幻之旅。因為這趟失戀開啟的旅程既複雜又精彩，不僅讓我更瞭解自己，也更懂得珍惜身邊所有愛我的人。就像打電動一樣，亂按按鍵結果不小心卻打出絕招，我一直不斷拆解這絕招的按鈕順序到底是什麼？搞不好被我破解了，以後就不用怕了。

殊不知，終於把「絕招」寫完的截稿日那天，我又失戀了。

雖然後來還是和好了，但當下確實是已經談到分手的狀態。原本我以為自己不會再一次陷入失戀地獄裡，因為我已經走過了、學會了，這次不用慌了。但沒想到，內心依舊浮現了那份討厭的熟悉感——被拋下的不安。

它油然升起，把我整個人熊熊燃燒著。

「怎麼會？我不是已經學會面對失戀了嗎？」不安的感覺蔓延全身，我開始冒冷汗、心悸，覺得好不舒服。

我恍然大悟，原來失戀這件事根本無法跳過，每一次都是獨立的事件。上次走過，這次還是得走，遇到時還是要重新解題。它不是題庫裡常常會有的那種一字不改的送分題，而是專為大考而設計的高難度試題，就算你是解題高手，也要仔細研究小心答題。

我想了想，如果每次失戀都還是要慢慢走過，那麼，我這套公式是否等於沒用呢？

不，這不是一套教你跳過失戀的公式，而是透過失戀找回自我的心法。

透過失戀這件事，我們可以探索各種親密關係，像是父母、朋友。第一個好處是可以在失戀當下，當你失去愛而自我否定時，感受到身邊其實存在著濃濃的愛意，進而找回了被愛的感覺，補足那份失落感。

而對我來說，第二個好處，就是我終於認識「理解」、「表達」、「溝通」了，這些對經營關係來說是很重要的能力，以前只是知道它們，現在我終於感受到它們，也踏實地學習了。

每個人都只能代表自己，就算經歷同一件事情，也未必有相同反應。理解他人，本身就是一件困難的事。

但受過傷之後，我開始看見自己身為人的那份不完美，於是也更能接受別人的過錯。畢竟沒有完人，盡心盡力也未必就是對的。

放下了成見也多了包容性，從前我的思想較封閉，認為事情一定有對錯，也很難聽進他人的聲音。現在，我學會了世上大部分的事情都沒有絕對的對錯，有的只是每個人的想法。要相處在一起，只能好好傾聽別人的故事，明白他心中的道理，彼此才能真正學會溝通與理解。

就算每次失戀必定粉身碎骨，我想我還是會拾起勇氣去愛。人生若因為害怕失去，便選擇將就、忍受，就容易把自己困在一個不喜歡又不舒服的鳥籠裡。

別怕，每一次的失戀都是讓自己變得更好的機會。經歷一次次失戀，讓我看見自己的反面，就像收穫一塊拼圖，一片片把自己拼湊完整。

我很喜歡《鋼之鍊金術師》的設定，為了看見「真理」，你必須交換自己的某部分。

失戀雖然很痛，也可能會留下遺憾不捨，但失去過後我們會發現，其實少了某些東西，你還是可以活得好好的，反而還得到了自己原本意想不到的禮物。那才是你，雖不獨特，卻是唯一。

失戀快樂，祝你快樂。

唯有愛與傷

能帶我們抵達幸福的彼方。

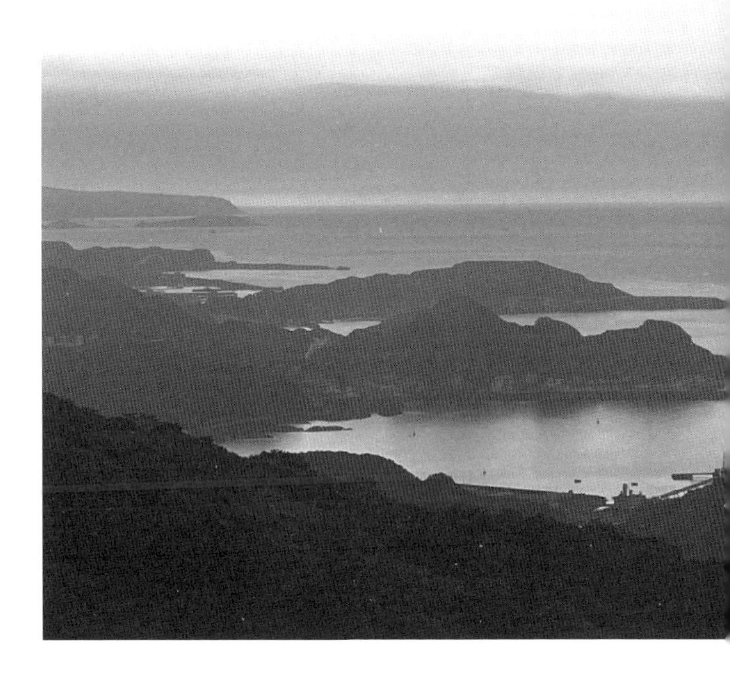

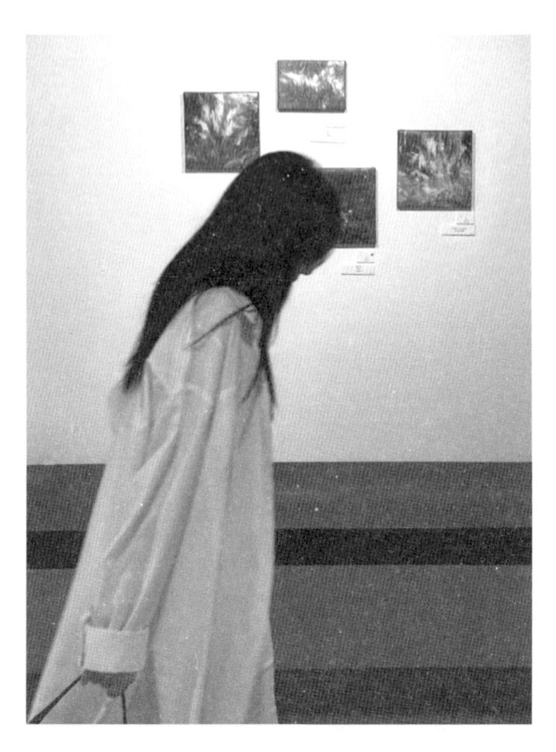

還愛的時候，就好好愛；
不愛的時候，不要留戀。

人生原本就是自己的旅程，有沒有伴都無所謂，
能同行且珍惜，若分開則祝福，僅此而已。

失戀快樂，祝我快樂

作　　者　小日刀口
責任編輯　黃蒨菁 Bess Huang
責任行銷　鄧雅云 Elsa Deng
封面裝幀　莊謹銘 Chris Chuang
版面構成　黃靖芳 Jing Huang
校　　對　葉怡慧 Carol Yeh

發 行 人　林隆奮 Frank Lin
社　　長　蘇國林 Green Su

總 編 輯　葉怡慧 Carol Yeh
主　　編　鄭世佳 Josephine Cheng
行銷主任　朱韻淑 Vina Ju
業務處長　吳宗庭 Tim Wu
業務主任　蘇倍生 Benson Su
業務專員　鍾依娟 Irina Chung
業務秘書　陳曉琪 Angel Chen
　　　　　莊皓雯 Gia Chuang

發行公司　精誠資訊股份有限公司
　　　　　悅知文化
地　　址　105台北市松山區復興北路99號12樓
專　　線　(02) 2719-8811
傳　　真　(02) 2719-7980
網　　址　http://www.delightpress.com.tw
客服信箱　cs@delightpress.com.tw
I S B N　978-986-510-232-6
建議售價　新台幣３５０元
首版一刷　２０２２年8月

國家圖書館出版品預行編目資料

失戀快樂，祝我快樂／小日刀口著. -- 初版. -- 臺北市：精誠資訊股份有限公司,2022.08
256面；12.8×19公分
ISBN 978-986-510-232-6（平裝）
1.CST: 戀愛 2.CST: 兩性關係
544.37　　111011361

建議分類｜心理勵志、兩性勵志

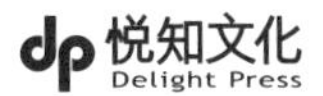

線上讀者問卷 TAKE OUR ONLINE READER SURVEY

失戀，是一趟「找自己」的旅程，只有痛過的人，才能和自己更加貼近。

——————《失戀快樂，祝我快樂》

請拿出手機掃描以下QRcode或輸入以下網址，即可連結讀者問卷。
關於這本書的任何閱讀心得或建議，歡迎與我們分享 ◡̈

https://bit.ly/3ioQ55B

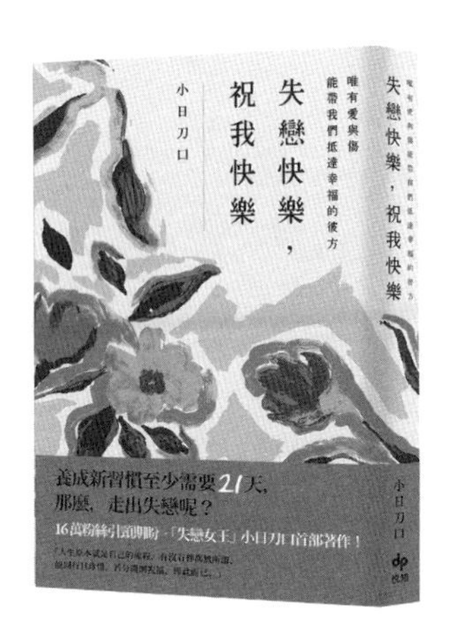